ƎV reinhardt

Thomas Lukowski

Klettern in der Therapie

Mit 22 farbigen Abbildungen

Ernst Reinhardt Verlag München Basel

Dr. med. *Thomas Lukowski,* München, Facharzt für Psychiatrie und Psychotherapie (VT/TP), Suchtmedizin, Berg- und Höhenmedizin und Trainer-C-Sportklettern (DAV/DOSB); gibt Fortbildungen zum therapeutischen Klettern.

Hinweis: Soweit in diesem Werk eine Dosierung, Applikation oder Behandlungsweise erwähnt wird, darf der Leser zwar darauf vertrauen, dass der Autor große Sorgfalt darauf verwandt hat, dass diese Angabe dem Wissensstand bei Fertigstellung des Werkes entspricht. Für Angaben über Dosierungsanweisungen und Applikationsformen oder sonstige Behandlungsempfehlungen kann vom Verlag jedoch keine Gewähr übernommen werden. – Die Wiedergabe von Gebrauchsnamen, Handelsnamen, Warenbezeichnungen usw. in diesem Werk berechtigt auch ohne besondere Kennzeichnungen nicht zu der Annahme, dass solche Namen im Sinne der Warenzeichen- und Markenschutz-Gesetzgebung als frei zu betrachten wären und daher von jedermann benutzt werden dürften.

Bibliografische Information der Deutschen Nationalbibliothek

Die Deutsche Nationalbibliothek verzeichnet diese Publikation in der Deutschen Nationalbibliografie; detaillierte bibliografische Daten sind im Internet über <http://dnb.d-nb.de> abrufbar.

ISBN 978-3-497-02704-0 (Print)
ISBN 978-3-497-60427-2 (PDF)

Printed in Germany

Covermotiv und Fotos im Innenteil von Thomas Lukowski
Satz: Katharina Ehle, Leipzig

Ernst Reinhardt Verlag, Kemnatenstr. 46, D-80639 München
Net: www.reinhardt-verlag.de E-Mail: info@reinhardt-verlag.de

Inhalt

Vorwort

Seit 2004 beschäftige ich mich praktisch, wissenschaftlich und als Ausbilder mit den Einsatzmöglichkeiten des Kletterns im psychotherapeutischen Kontext.

In all diesen Jahren war und bin ich immer wieder beeindruckt, wie direkt und einprägsam Patienten und Kursteilnehmer fundamentale Wirkprinzipien des therapeutischen Kletterns auf den Punkt brachten und es mir damit leicht gemacht haben, diese zu verstehen und in ein Konzept zu bringen. Im therapeutischen Klettern gilt: *Weniger ist mehr*. Was diese und noch viele andere Erkenntnisse für die praktische Umsetzung des Kletterns in der Psychotherapie bedeuten, soll in diesem Buch vermittelt werden.

Mein Dank gilt allen Patienten und Kursteilnehmern, die erheblich dazu beitrugen, diesen wissenschaftlich fundierten und praxisorientierten Leitfaden zu verfassen. Außerdem danke ich der DAV-Sektion Simbach/Inn und den Mitarbeitern der Ameos-Klinik Simbach/Inn. Hier seien insbesondere M. Koppmann, R. Schnauhuber, S. Mücke, H. Christl und Ch. Kettler als „Grundsteinleger“ genannt. Ohne diese engagierten Menschen wären über 10 Ausbildungskurse und eine umfangreiche wissenschaftliche Studie mit tollem Erkenntnisgewinn für dieses Buch nicht möglich gewesen.

München, im August 2017 Thomas Lukowski

1 Einleitung

Klettern boomt seit Jahren, ununterbrochen. So verzeichnete das DAV-Kletterzentrum München-Thalkirchen – die größte In- und Outdoorkletteranlage Europas – allein in der Zeit der Jahre 2000 bis 2010 eine annähernde Verdoppelung der Eintritte von 98.000 auf 182.000/Jahr. Von 2010 bis 2015 stiegen die jährlichen Eintrittszahlen weiter auf 250.000/Jahr an. In Deutschland existieren inzwischen über 400 Kletter- und Boulderhallen – Tendenz: Weiter steigend (DAV 2017).

Auch die vielfältigen Möglichkeiten des Einsatzes dieser faszinierenden Sportart im therapeutischen Bereich werden immer deutlicher. Das eindrucksvolle Potential im Kontext der Behandlung psychischer Störungen auszuloten und aufzuzeigen, ist Ziel dieses Buches.

Der Begriff „therapeutisches Klettern" wird im psychologischen Bereich noch sehr diffus verwendet. In „Wikipedia" liest der interessierte Laie, dass es (das therapeutische Klettern) bei Patienten mit Angst- und Panikstörungen als Expositionsübung genutzt werden könne. Ebenso bei Patienten mit einer Körperschemastörung wie den → körperdysmorphen Störungen, im Rahmen einer → Essstörung (Bulimie, Anorexie) zur Körperwahrnehmung oder bei Depressionen zur Aktivierung. Durch die hohe Erlebnisdichte eigne sich das therapeutische Klettern auch zur Verhinderung der drohenden sozialen Isolation von psychisch Kranken. Unter „Effekte und Wirkprinzipien" findet sich ebenfalls sehr wenig Konkretes: Klettern besitze einen hohen Motivationscharakter und die Patienten würden an Selbstvertrauen gewinnen (Wikipedia 2016). Das entspricht jedoch nicht einer ausgereiften Definition. Bei einigen Privatanbietern therapeutischer Leistungen sind die Ausführungen zu Anwendung und Wirkprinzip ein wenig genauer formuliert, bleiben aber wenig konkret, sodass sie auf fast jede Sportart zutreffen. Hier verfügen die Anwender des therapeutischen Kletterns im Bereich der somatischen Medizin (Orthopädie, Neurologie, rehabilitative Medizin) bereits seit 2007 über ausdifferenzierte Grundkonzepte.

Um „therapeutisches Klettern" definieren zu können, ist es sinnvoll, zunächst einmal die Wortbedeutung zu klären: Was bedeutet überhaupt *Therapie*?

Im Griechischen ist das Feld der Wortbedeutung Therapie wesentlich weiter gefasst und beinhaltet ein generelles Dienen am Kranken, die praktische Krankenpflege und die Heilverfahren. In der heutigen Auffassung ist Therapie die

Lehre von den Heilverfahren. So ist es also wichtig, eine theoretische Grundlage und ein darauf fußendes Behandlungskonzept zu entwickeln, bevor wirklich vom „therapeutischen Klettern“ gesprochen werden kann.

Außerdem setzt Therapie immer eine adäquate Diagnostik voraus, d. h. ein Erkennen und Formulieren krankmachender oder krankhafter Prozesse, die durch die entsprechende Therapie gebessert werden sollen.

Eine fundierte theoretische und praktische Ausbildung ist für die therapeutische Arbeit mit Menschen mit psychischen Erkrankungen daher unabdingbar und jeder sollte sich kritisch fragen, ob seine Ausbildung diese Kriterien erfüllt. „Selbsterfahrungskurse“ verschiedener Ausbildungsanbieter halte ich deshalb für wenig geeignet.

D. h., um mit Patienten arbeiten zu können, die zum Beispiel unter Angst und Panik, → Depression, einer → emotional-instabilen Persönlichkeitsstörung oder → ADHS leiden und deren persönliche und soziale Integrität von der Güte der durchgeführten Therapie abhängt, ist eine praktische, supervidierte Ausbildung auf Grundlage fundierter medizinisch-psychologischer Konzepte zu fordern. Sonst reduziert sich der Wert einer therapeutischen Klettereinheit auf die einfache Formel: „Hat gut getan und Spaß gemacht – und im besten Fall auch nicht geschadet“. Deshalb soll dieses Buch einen wissenschafts-basierten Überblick über die psychologischen und neurobiologischen Wirkprinzipien des Kletterns geben sowie Aufbau und Ausgestaltung klettertherapeutischer Behandlungseinheiten klar und stringent beschreiben. Ebenso werden Schwierigkeiten, Widerstände und risikobehaftete Situationen beim Einsatz dieses therapeutischen Tools aufgezeigt und ein Ausblick zum Entwicklungspotential des Kletterns in der Psychotherapie eröffnet.

Damit hoffe ich – zum Nutzen für Menschen mit psychischen Erkrankungen –, zur weiteren Verbreitung dieses innovativen Therapieverfahrens beizutragen und die Zahl entsprechender Therapieangebote zu erhöhen.

2 Wie wir funktionieren

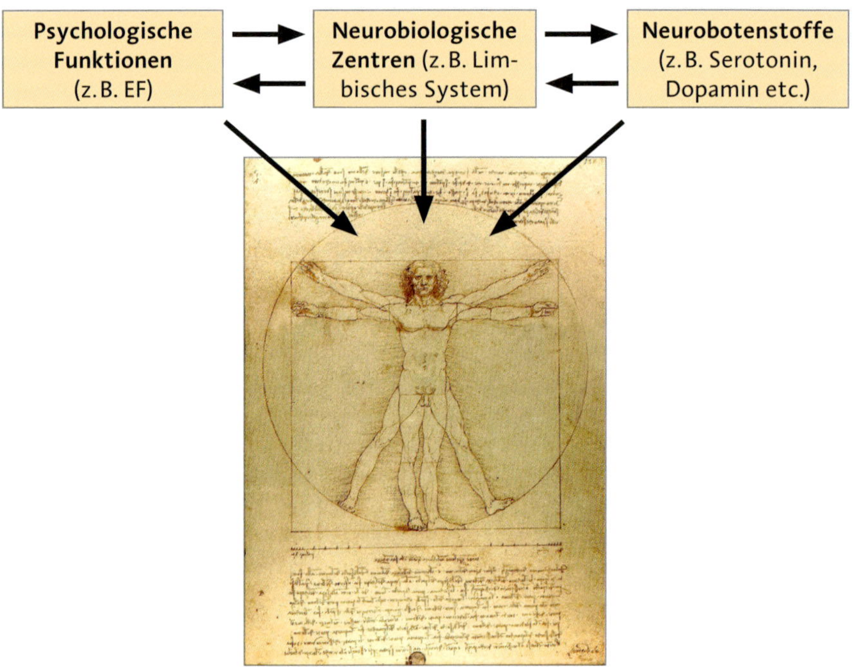

Abb. 1: Die Einflüsse auf den Menschen

2.1 Neurobiologische Grundlagen: Neurohormone und funktionelle Neuroanatomie

Komplexe Gehirnfunktionen – z. B. Emotionsregulation, Konzentration, Aufmerksamkeit, Gedächtnis, räumliche und zeitliche Orientierung, Willkürmotorik, automatisierte Bewegungsabläufe, Reizverarbeitung, Sinneswahrnehmungen etc. – laufen nicht in streng voneinander abgegrenzten Gehirnarealen ab. Viele Gehirnareale stellen jedoch wichtige Zentren oder Schnittstellen für mehrere der oben genannten Funktionen dar. Es sind also einzelnen Gehirnarealen

Schwerpunkte bei bestimmten Funktionen zuzuschreiben. Für die vielfältigen Leistungen unseres zentralen Nervensystems ist jedoch immer das Zusammenspiel verschiedener Areale notwendig. Man spricht von neuronalen Netzwerken oder Funktionskreisen.

Warum treiben wir überhaupt Sport? Warum bewegen wir uns gerne? Weil wir uns, falls wir uns nicht total verausgaben, hinterher wohler fühlen. Dieses Wohlfühlen ist die Summe aus mehreren, von Mensch zu Mensch unterschiedlich gewichteten, Einzeleffekten:

- Eine angenehme, entspannte Wachheit,
- ein leicht euphorisiertes Gefühl,
- ein Gefühl der Zufriedenheit mit sich und der Welt,
- Glücksgefühle,
- Alltagssorgen, die sich relativieren oder völlig in den Hintergrund treten,
- ein „klarer“ Kopf,
- gesteigerte Konzentrationsfähigkeit und
- verminderte Schmerzempfindlichkeit (z.B. am Rücken).

Inzwischen sind bestimmte Hirnareale und eine Reihe von Neurobotenstoffen identifiziert, die diese Effekte generieren. Spannend ist die Tatsache, dass diesen Hirnarealen ebenfalls eine große Bedeutung in der Entstehung psychischer Störungen zukommt und die genannten Hormonwirkungen pharmako-therapeutisch genutzt werden können (Lukowski 2013). Beim Klettern schüttet unser Körper einen „Cocktail“ an hocheffektiven Botenstoffen (→ Neurohormone) aus, die für unser emotionales Erleben, für Konzentration und Aufmerksamkeit wichtige Gehirnregionen beeinflussen und aktivieren.

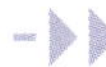

Bewegung wirkt: Schon vor über 15 Jahren wurde nachgewiesen, dass bereits langsames Gehen auf einem Laufbandergometer mit geringer Belastung (25 Watt) eine Durchblutungssteigerung im Frontal-, Präzentral-, Postzentral-, Parietal- und Occipitallappen des Gehirns (10 bis 20%) auslöst. Der → physiologische „Sinn“ dieses Effekts besteht im besseren Transport einer Vielzahl Substanzen zu den cerebralen Wirkorten, damit diese ihre jeweiligen, spezifischen Funktionen (Kognition, Sensibilität, Motorik, etc.) ausführen können (Hollmann / Strüder 2001).

Bisher gut untersuchte Substanzen sind: Serotonin, Dopamin, Noradrenalin/Adrenalin, Endorphine, Endocannabinoide und Nervenwachstumsfaktoren.

2.1.1 Serotonin (das „Glückshormon“)

Hier ist einzuschränken, dass es kein „solitäres Glückshormon“ gibt. → Hormone entfalten ihre vielfältigen Wirkungen abhängig vom Rezeptortyp, dem synaptischen Grundzustand und dem Wirkort in der Zelle kaskadenhaft, d.h. ein Hormon stößt – wie bei einem Schneeballsystem – wieder die Ausschüttung anderer Hormone oder zellaktiver Substanzen an, die wiederum die Ausschüttung weiterer Substanzen bewirken usw.

DEFINITION

Serotonin wirkt im Nervensystem stimmungsaufhellend und angstlösend, im weitesten Sinne also anti-depressiv – weshalb es umgangssprachlich als „Glückshormon“ bezeichnet wird.

Zudem spielt es eine wichtige Rolle bei der Schmerzverarbeitung und der Regulation des Schlaf-Wach-Rhythmus. Diese Effekte macht man sich pharmakologisch zu Nutze, indem (durch z.B. Antidepressiva) medikamentös der Abbau von Serotonin nach der Ausschüttung verzögert wird (Aktories et al. 2013). Der Neurotransmitter kann so am Wirkort länger aktiv bleiben.

Serotonin ist ein wichtiger Neurotransmitter im limbischen System und in präfrontalen Gehirnarealen. Es hat eine zentrale Bedeutung für die psychische Gesundheit und ist hervorragend durch Sport und Bewegung stimulierbar (Malchow et al. 2013).

2.1.2 Das limbische System

Das limbische System besteht aus entwicklungsgeschichtlich älteren Gehirnregionen und kann mit seinen Verbindungen zur jüngeren Großhirnrinde als Schnittstelle zwischen Bewusstsein und Unterbewusstsein verstanden werden.

So verbinden z. B. die → Mammilarkörper und der → Gyrus cinguli das limbische System mit dem Thalamus (das „Tor“ zum Großhirn) und mit anderen Bereichen des Mittel- und Großhirns (Nieuwenhuys et al. 1991).

DEFINITION

Das **limbische System** umfasst u. a. Areale im präfrontalen → Cortex. Dieser Bereich der Hirnrinde ist für die Integration von Erinnerung, deren emotionale Bewertung und wichtige psychologische Funktionen (Kap. 2.2) zuständig.

Auch die Emotionsregulierung, die Ausbildung eines räumlichen Vorstellungsvermögens und die räumliche Orientierung sind Aufgaben des limbischen Systems. Es erhält modulierende Reize aus fast allen Hirnregionen und beeinflusst wiederum deren wichtigste Funktionen. Es ist eng verknüpft mit dem dopaminergen Belohnungssystem (Kap. 2.1.3).

Ein wichtiger Bestandteil des limbischen Systems ist der Hippocampus, dessen Aktivität durch verschiedene Neurotransmitter (Dopamin, Noradrenalin, Acetylcholin) moduliert wird. Der Hippocampus reagiert, sobald eine Information aufgenommen wird. Ist die Information bereits bekannt, stellt er seine Aktivität ein. Wird die gleiche Information leicht variiert oder in einem anderen Kontext präsentiert, aktiviert der Hippocampus die bereits vorhandene Gedächtnisspur, um sie mit der neuen Verknüpfung erneut im Langzeitgedächtnis abzulegen. So werden mit jedem Erinnern bereits vorhandene Gedächtnisinhalte reaktiviert und weiterbearbeitet.

Dies führt einerseits zu einer stabileren Gedächtnisspur, andererseits bei jedem Abruf zu einer leicht veränderten Erinnerung. Das erklärt z. B., warum Geschichten, die von derselben Person wiederholt erzählt werden, mit der Zeit leichte Variationen aufweisen. Leidet ein Mensch mit Depressionen an beständigem Grübeln – z. B. über vermeintliche Fehler, individuelle Verfehlungen, belastende Ereignisse und Misserfolge – ist auf hippocampaler Ebene keine Verankerung neuer Ereignisse und Erlebnisse im Gedächtnis der betreffenden Person mehr möglich. Negative Gedankenschleifen verstärken sich, da keine neuen positiven Ereignisse mehr abgespeichert werden können. Auch prinzipiell schöne Erinnerungen werden depressiv eingefärbt und schließlich ins Negative gewendet.

Zusammen mit der Amygdala (dem „Furchtzentrum“ – zentraler Ort für die Auslösung der „Schock- oder Schreckstarre“) repräsentiert der Hippocampus das emotionale Gedächtnis. Dies macht den Hippocampus anfällig für starke emotionale Reize und Stressoren. So führen z. B. psychische Traumata zu einer Verkleinerung des Hippocampus (→ Atrophie), ebenso wie anhaltende Depressionen, Angst- und Essstörungen. Faszinierend ist auch die Tatsache, dass es durch sportliche Betätigung zur Neubildung von Nervenzellen im Hippocampus kommt. Ein Effekt, der lange Zeit für das zentrale Nervensystem als unmöglich galt (Knöchel 2012).

Klettern, ab einer individuell unterschiedlichen Höhe, macht den meisten Menschen Angst. Ein seelisch belasteter Mensch profitiert deshalb besonders von einer Klettereinheit: Es wird zwar Angst ausgelöst, jedoch in einem absolut abgesicherten Setting. Durch die therapeutische Betreuung und Anleitung erlebt er, wie sich angstbesetzte Situationen modulieren, abmildern und sogar auflösen lassen. Das primär angsteinflößende Ereignis kann so als beeinflussbar, und nicht mehr als scheinbar unverrückbare, lebenslange oder grundsätzliche Erfahrung verstanden werden.

Patienten schildern sehr eindrücklich, wie der Kopf nach einer therapeutischen Klettereinheit wieder „frei" wird und sich Trauer, Angst oder Furcht, die sonst den gesamten Alltag überziehen, verflüchtigen.

BEISPIEL

Herr S., 25 Jahre, Maschinenbaustudent, litt an ausgeprägten Panikattacken, v. a. in Situationen, die ihm unkontrollierbar erschienen. Er fürchtete sich davor, schon im Alltag Fehler zu begehen, die anderen Menschen oder sich selber materiellen oder immateriellen Schaden zufügen könnten. In den schlimmsten Krankheitsphasen verließ Herr S. kaum noch seine Wohnung. Er kochte nicht mehr für sich aufgrund der Überzeugung, aus Unachtsamkeit könne ihm eine Substanz ins Essen geraten sein, die ihn körperlich schädigen würde. Durch den Einsatz verschiedener therapeutischer Tools und einer entsprechenden Medikation, war er nach ca. sechs Monaten wieder stabiler (er konnte wieder studieren, soziale Aktivitäten aufnehmen und irreale Ängste kognitiv beherrschen). Daraufhin wurden therapeutische Klettereinheiten vereinbart. Herr S. war von Beginn mit Begeisterung an der Wand. In der vierten Klettereinheit wurde Herrn S. die Aufgabe gestellt, sich ca. zwei bis drei Meter über dem Boden ins Seil zu setzen, die Augen zu schließen, bewusst und ruhig zu atmen und sich 20 bis 30 Atemzüge lang die schlimmste Phase seiner Erkrankung wieder ins Bewusstsein zu rufen, quasi ein maximales „Kopfkino" aufzubauen. Dann sollte er die Augen öffnen, noch fünf Mal bewusst atmen und weiterklettern.

Herr S. berichtete, ein aktives Wachrufen der negativen Erinnerungen sei ihm gut gelungen. Er habe eine aufsteigende Angst im Brustbereich gespürt, es habe sich ein Druck über dem Brustkorb aufgebaut, in Händen und Füßen habe es gekribbelt, als ob er gleich weglaufen wolle. Nach dem Öffnen der Augen seien die Angstgefühle schwächer geworden. Bereits nach zwei bis drei Kletterzügen habe er keine Angst mehr gespürt, die Erinnerungen seien sofort aus dem Kopf gewichen. Diese Übung habe ihm gezeigt, dass seine Ängste nicht nur theoretisch irreal und mittels geistiger Konzentration beherrschbar seien, sondern sich durch eine konzentrierte Tätigkeit einfach verflüchtigen würden.

2.1.3 Das dopaminerge Belohnungssystem

DEFINITION

Das **dopaminerge Belohnungssystem** (= Brain Reward System) moduliert den präfrontalen Cortex, der als Schnittstelle zum limbischen System fungiert und auch für die exekutiven Funktionen verantwortlich ist. Es aktiviert und wird aktiviert durch das Opioidsystem (Endorphine), das Endocannabinoidsystem und → neurotrophe Faktoren: In verschiedenen Kerngebieten werden Neurohormone produziert und an ihren Wirkort transportiert (Noradrenalin im Nucleus Coeruleus, Dopamin im ventralen Striatum und Tegmentum, Serotonin in den Raphe-Kernen). Das dopaminerge Belohnungssystem wird durch körperliche Betätigung, Hunger, Kälte und sexuelle Aktivität stimuliert, ebenso durch Alkohol, Nikotin, Schokolade und verschiedene Drogen (Kokain, Heroin, Amphetamine).

Somit spielt es eine zentrale Rolle in der Entstehung von Suchterkrankungen. Es ist eng mit dem dopaminabhängigen Bewegungssystem verknüpft, das sich in den Basalganglien repräsentiert (Kelley/Kent 2002; Kitibatake 2003).

So lässt sich z.B. erklären, warum Kletterer bei erzwungener Inaktivität unter ganz ähnlichen Entzugssymptomen (→ Craving, missmutige Stimmung, Verlust der Lebensfreude) leiden wie Menschen im Entzug bei einer stoffgebundenen Substanzabhängigkeit (Heirene et al. 2016).

Aus evolutionärer Sicht ist der Mensch nicht mit einem neuronalen Belohnungssystem ausgestattet, damit er Sport treibt oder anfällig für Suchterkrankungen wird. Führt man sich vor Augen, was der Zweck eines jeden Lebewesens auf dieser Erde ist, so ist es das Überleben des Individuums und der Art. Dies bedeutet, dass alles, was dem täglichen Überlebenskampf eines Säugetieres (z. B. Nahrungserwerb) und der Fortpflanzung dienlich ist, auf neurobiologischer Ebene unterstützt und verstärkt wird.

Eine Aktivierung des dopaminergen Belohnungssystems durch Hunger, Kälte oder Bewegung begründet also einen entscheidenden Überlebensvorteil, wenn es gilt, z. B. längere Perioden von Nahrungsmangel in rauen klimatischen Verhältnissen zu überstehen.

Dopamin ist das Hauptagens im dopaminergen Belohnungssystem.

2.1.4 Dopamin (das „Belohnungshormon")

DEFINITION

Dopamin hat im zentralen Nervensystem zwei sehr wichtige Funktionen: Zum einen ermöglicht es die Feinsteuerung von Bewegung, die adäquate Ausführung von gezielten Willkürbewegungen und die unwillkürliche Bewegungsautomatisierung. Zum anderen wirkt es, wie Serotonin, stimmungsverbessernd sowie lust- und bewegungsaktivierend (Aktories et al. 2013).

Ein Mangel an Dopamin, wie es z. B. bei der → Parkinson-Krankheit der Fall ist, führt zu massiven Einschränkungen der Bewegungsfähigkeit des betroffenen Menschen – bis hin zur völligen Bewegungsunfähigkeit.

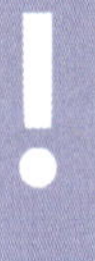

Die positiven Effekte des Dopamins werden pharmakologisch bei der Behandlung von Depressionen genutzt (Aktories et al. 2013), ebenso führt sportliche Betätigung zu einer gesteigerten Produktion im zentralen Nervensystem (Malchow et al. 2013).

2.1.5 Endorphine (die körpereigenen „Opiate")

DEFINITION

Endorphine vermindern die Schmerzwahrnehmung oder heben diese gänzlich auf, deshalb werden sie oft als körpereigene „Opiate" bezeichnet. Sie wirken angenehm euphorisierend und aktivieren das dopaminerge Belohnungssystem (Kap. 2.1.3).

Diese Wirkungen lassen sich durch zwei Beispiel-Studien gut veranschaulichen:

Studie 1: Die Studienteilnehmer bekamen vor einer fahrradergometrischen Ausbelastung den Opioidantagonisten Naloxon gespritzt. Dieser neutralisiert die Wirkung von Opioiden (Endorphinen) und Opiaten und wird deshalb z.B. als Gegenmittel bei Heroinintoxikationen eingesetzt. Nach Abschluss der körperlichen Belastung zeigten sich diese Probanden in einer missmutigen, schlechten, gereizten und aggressiven Stimmung. Kontrollpersonen, die kein Naloxon bekommen hatten, befanden sich nach der Ausbelastung in einer zufriedenen Stimmung und berichteten über einen Zustand angenehmer Erschöpfung. Auch war bei diesen Personen die Schmerztoleranz deutlich erhöht, bei den Naloxon-Probanden deutlich verringert (Hollmann/Strüder 2001).

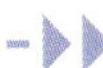

Studie 2: Zwölf Athleten der Oxforder Rudermannschaft aus Wettkampf-Achtern, d.h. alle etwa in einem vergleichbaren Trainingszustand, wurden in zwei Trainingsgruppen zu je sechs Mann eingeteilt. In der einen Gruppe wurde für jeden Athleten ein standardisiertes Einzeltraining (Ruderergometer) durchgeführt. Die andere Gruppe wurde zusammen in ein virtuelles Ruderboot mit Ruderergometer gesetzt und absolvierte ein synchronisiertes Gruppentraining. Die Endorphinausschüttung wurde gemessen, in dem die Schmerzschwelle jedes Ruderers überprüft wurde. Hierzu wurde am Arm eine Blutdruckmanschette angelegt und durch Druckerhöhung eine schmerzhafte Ischämie (Unterbrechung der Durchblutung) erzeugt. Bei allen Probanden wurde nach dem Training

eine deutliche Erhöhung der Schmerzschwelle (es wurde ein höherer Manschettendruck toleriert als vor dem Training), d.h. eine höhere Endorphinausschüttung festgestellt. Aber: Bei den Teilnehmern des Gruppentrainings war die Schmerzschwelle noch einmal zusätzlich erhöht (Cohen et al. 2010).

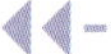

Daraus lässt sich folgern, dass bei gemeinschaftlicher körperlicher Anstrengung das Opioid-System zusätzlich aktiviert und damit das dopaminerge Belohnungssystem noch stärker stimuliert wird (Cohen et al. 2010).

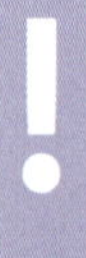

Endorphine sind wichtige Neurotransmitter, um Freude an körperlicher Anstrengung zu empfinden und körperliche (wie seelische) Belastungen überhaupt ertragen zu können.

2.1.6 Endocannabinoide (körpereigenes „Cannabis“)/ Brain-Derived Neurotrophic Factor (BDNF)

DEFINITION

Endocannabinoide sind hochwirksame Botenstoffe mit modulierender Wirkung auf das Belohnungssystem, die Schmerzwahrnehmung, die Kognition, das emotionale Verhalten, die Neuroneogenese und auf die Ausschüttung von BDNF. **BDNF** (Brain-Derived Neurotrophic Factor) ist eine potente Substanz in der → Neuroprotektion, → Neuroproliferation und → Neuroneogenese.

So wurde festgestellt, dass der Hippocampus bei anhaltenden Depressionen oder schweren traumatischen Erlebnissen schrumpft, d.h. Nervenzellen gehen zu Grunde. BDNF bewirkt eine Neubildung von Nervenzellen im Hippocampus. Er wirkt also → neurotroph und ist ein wichtiger Botenstoff bei überdauernden Lernprozessen, der unmittelbar die Synapsenstrukturen der Nervenzellen beeinflusst (Boriss 2015; Knöchel et al. 2012).

Endocannabinoide entfalten, endorphinunabhängig, eine schmerzlindernde/schmerzbefreiende sowie leicht euphorisierende Wirkung und sorgen für einen angenehm wachen und aufmerksamen Zustand.

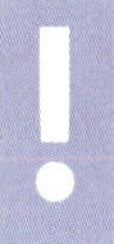

Eine intensive körperliche Betätigung führt unmittelbar zu einer Erhöhung des Endocannabinoids Anandamid und des BDNF im Blut (Heyman et al. 2012).

2.1.7 Noradrenalin / Adrenalin („Actionhormone")

Noradrenalin und Adrenalin gelten als „Stresshormone" und sind dadurch meist negativ beleumdet. „Stress" per se ist jedoch nichts Negatives – er bedeutet nichts anderes als ein erhöhter Aktivierungszustand von Körper und Psyche. Stress, wissenschaftlich als „Allgemeines Anpassungssyndrom" oder, nach seinem Erstbeschreiber Hans Selye „Selye-Syndrom" benannt, bezeichnet ein körperliches Reaktionsmuster auf Stressoren (Pschyrembel 2014).

Ein chronischer Stress- oder Alarmzustand hat jedoch negative Auswirkungen auf unsere körperliche und seelische Gesundheit und kann z. B. zum „Burnout" führen.

DEFINITION

Die Stresshormone **Noradrenalin und Adrenalin** bewirken, neben vielfältigen Effekten auf Herz / Kreislauf / Verdauungssystem etc., das Gefühl einer gesteigerten Wachheit, Konzentrationsfähigkeit und Bewegungslust. Adrenerge → Rezeptoren, an welche diese Hormone binden, sind im gesamten zentralen Nervensystem (ZNS) verteilt (Aktories et al. 2013).

Stresshormone beeinflussen unser Furcht- oder Angstzentrum (Amygdala), d. h. ihre massive Ausschüttung kann zu Angst- und Panikzuständen führen.

Die → Halbwertszeit der Stresshormone beträgt 30 bis 120 Sekunden. Das bedeutet, nach dieser Zeitspanne sind Noradrenalin und Adrenalin bereits zu 50 % wieder abgebaut.

BEISPIEL

Diese Tatsache wird im **klettertherapeutischen Kontext** genutzt: Der Patient wird bei aufkommenden Angst- oder sogar Panikgefühlen aufgefordert, sich ins Seil zu setzen und für zwei bis drei Minuten einfach so ruhig wie möglich zu atmen. Dadurch wird bereits 50 % der Hormonwirkung eliminiert – das „Stressniveau" sinkt.

Durch sportliche Betätigung werden, zusätzlich zu den bisher ausführlich geschilderten Aktivierungsvorgängen, vielfältige Veränderungen an den Nervenzellen durch Botenstoffe (wie → Orexin, → Insulin-Like Growth Factor und die → mitogene aktivierte Proteinkinase) induziert. Es kommt zur Verdickung von Synapsen (den Kommunikationsstellen zwischen Nervenzellen), Veränderung der Synapsenstruktur, Veränderung im Aktivierungsniveau der Synapsen, zu einer erhöhten Anzahl an Synapsen pro Neuron und zur Verlängerung und Stabilisierung von Dendriten (den Informationsleitern und -kanälen der Nervenzellen) (Lukowski 2013).

Eine ausführliche Darstellung würde jedoch den Rahmen dieses Praxisleitfadens zur Klettertherapie sprengen.

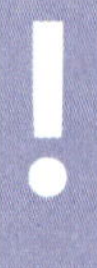

Stress erhöht das Aktivierungsniveau des Körpers, um in gefährlichen oder herausfordernden Situationen schnell und adäquat reagieren zu können.

2.2 Neuropsychologische Grundlagen: Die exekutiven Funktionen (EFs)

DEFINITION

Im Kern werden den **exekutiven Funktionen** die Inhibition, die kognitive Flexibilität und das Arbeitsgedächtnis zugeordnet (Boriss 2012; 2015; Konrad et al. 2015; Ziereis 2014).

Es existieren viele Theorien und Spekulationen, warum Klettern eine besondere psychologische Wirkung entfaltet. Zum Beispiel hätten sich unsere Vorfahren hangelnd und kletternd auf den Bäumen fortbewegt – Klettern sei also eine archaische und damit psychisch besonders wertvolle Sportart. „Archaisch“ ist hier ein weitgefasster Begriff. Mit dieser Theorie könnte man belegen, warum Schwimmen eine besondere therapeutische Sportart wäre, bekanntlich kommt ja alles Leben aus dem Wasser.

Nach der Darstellung wissenschaftlich nachweisbarer, neurobiologischer Effekte einer sportlichen Betätigung, möchte ich auf grundlegende, empirisch und wissenschaftlich belegte psychologische Funktionen eingehen, die Bewegung als generelles und das Klettern ganz speziell als therapeutisches Tool auszeichnen.

Wir benötigen die exekutiven Funktionen (frontaler Cortex und limbisches System sind die organischen Korrelate der exekutiven Funktionen), um das eigene Verhalten und die emotionale Verfassung an die ständig wechselnden Herausforderungen des Lebens anzupassen und diese erfolgreich zu bewältigen. Sie versetzen den Menschen in die Lage, seine Aufmerksamkeit auf eine relevante Problemlösungsstrategie oder die Planung und Durchführung einer Handlung zu konzentrieren und weniger wichtige (innere oder äußere) Informationen und Einflüsse auszublenden. Die exekutiven Funktionen bilden also die Grundlage für Urteils-, Entscheidungs-, Planungs- und Organisationsfähigkeit und der Intelligenz (→ Konzept der fluiden Intelligenz) des Menschen.

Exekutive Funktionen helfen, Entscheidungen zu treffen, Ziele zu setzen, diese aber auch zu überdenken und gegebenenfalls zu revidieren, Handlungen zu planen und bei Misserfolg zu modifizieren sowie ablenkende und negative Umwelteinflüsse beim Realisieren eines Ziels auszublenden.

Sie beeinflussen die Emotionsregulation, die Impuls- und Verhaltenskontrolle, die Frustrationstoleranz und sind ausschlaggebend für (schulische) Lernleistungen und den IQ.

Bei allen psychischen Erkrankungen sind die exekutiven Funktionen gestört. Auf der emotionalen Ebene kommt es daher z. B. zu Ambivalenz, Entschluss- und Entscheidungslosigkeit bis hin zur absoluten Passivität. Auf der kognitiven Ebene (d. h. Aufmerksamkeit, Konzentration und Gedächtnis betreffend) kommt es zu Konzentrationsstörungen, einer deutlich eingeschränkten Merkfähigkeit, Gedankenkreisen und Grübeln. Dies bewirkt eine Unfähigkeit, selbst einfache Probleme zu durchdenken und zielgerichtet zu lösen. Auf der sozialen Ebene fühlen sich die erkrankten Menschen – wie ein „Spielball" – äußeren Einflüssen oder sogar Beeinflussungen ausgesetzt, ohne unterscheiden zu können, was für den Heilungsprozess oder nur für die Bewältigung einfacher alltäglicher Verrichtungen wirklich relevant ist.

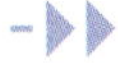

Schon 2011 wurde bewiesen, dass bereits ein 15 Minuten „kurzes", moderates Fahrradfahren bei Grundschülern präfrontale Gehirnareale, in denen die bereits erwähnten emotionalen Prozesse und → kognitive Leistungen verknüpft werden, aktiviert (alpha-Aktivität). Gleichzeitig kommt es zu einer Abnahme hochfrequenter Hirnaktivität (beta-Aktivität) in den Arealen des medialen und superioren Gyrus temporalis, die an

Wahrnehmung, Erinnerungsbildung sowie Sprachprozessierung beteiligt sind. Auf einen kurzen Nenner gebracht bedeutet das: Die Konzentrationsfähigkeit steigt, der „Zappelphillip" wird ruhiger (Schneider/Guarderia 2011).

Diese neuro-psychologischen Effekte sind ein Grund, warum die Bewegungstherapie besonders bei Kindern, die an einer hyperaktiven Störung leiden, wirksam ist.

Zusätzlich ist belegt, dass ADHS-Kinder mit verminderten motorischen Fähigkeiten (Handgeschicklichkeit, Ballfertigkeiten, Balance) auch verminderte Leistungen in den Bereichen „Arbeitsgedächtnis" und „Inhibition" zeigten. Bei gesunden Menschen/Kindern ist die Korrelation zwischen einer Steigerung der körperlichen Aktivität und Verbesserung der exekutiven Funktionen nachgewiesen (Schneider/Guarderia 2011). In Untersuchungen, z.B. mit ADHS-Kindern, wurde dieser Zusammenhang zwar nicht ausgeprägt bestätigt, es scheint noch eine zusätzliche kognitive Beanspruchung (während oder nach der Bewegungsaktivität) nötig zu sein, um die positiven Effekte auf die exekutiven Funktionen zu verstärken (Ziereis 2016).

!

Um exekutive Funktionen zu trainieren und zu stabilisieren, können durch therapeutisches Klettern vielfältige und differenzierte Reize gesetzt werden. Klettern erfüllt damit alle Kriterien, die an eine optimal wirksame Bewegungstherapie gestellt werden, d.h. der Patient kann hinsichtlich Ausdauer, Kraft, Beweglichkeit, Koordination und Kognition individuell gefördert werden.

2.2.1 Inhibition

DEFINITION

Inhibition ist die Fähigkeit, irrelevante Reize zu unterdrücken und sich so besser auf Relevantes fokussieren zu können. Irrelevante oder störende Reize können sensorischer Natur sein (auditiv, visuell, sensitiv), aber auch aus Gedanken, Erinnerungen und negativen Gefühlen bestehen.

BEISPIEL

Wenn man sich in einem Raum mit vielen Menschen befindet (z.B. bei einer Party) kann man, dank der **Inhibition**, Stimmen vertrauter Personen heraushören und gleichzeitig das übrige Stimmengewirr ausblenden.

Ein einfacher Test der **Inhibitionsfähigkeit** besteht darin, dem Probanden Farbtafeln vorzulegen, ihn aber anzuweisen, immer wenn er „Rot“ sieht, „Blau“ zu sagen.

Bei fast jeder psychischen Erkrankung ist die Inhibition gestört oder sogar ausgefallen:

- *Schizophrene* Patienten fühlen sich von der Flut, der auf sie einstürzenden äußerlichen Einflüsse, überwältigt. Ein Raum voller Menschen und ein subjektiv permanentes Gewirr nicht zu unterscheidender Stimmen stellt für sie einen unglaublich belastenden Zustand und eine äußerst beängstigende Situation dar. Sie können sich auf Grund halluzinatorischer Sinneseindrücke auf nichts mehr konzentrieren und/oder wirken durch ein überbordendes inneres Erleben permanent abgelenkt und abwesend.
- Patienten mit einer *Depression* leiden unter einem beständigen gedanklichen Kreisen über traurige Ereignisse, selbst wenn diese bereits Jahre oder Jahrzehnte zurückliegen und längst an objektiver Relevanz für die Lebenswirklichkeit dieser Menschen verloren haben.
- *Angstpatienten* befürchten bereits bei einer geringen, physiologischen Erhöhung der Herzfrequenz (Aufregung oder leichte Anstrengung) die nächste bedrohliche Panikattacke.
- Patienten die unter einer *posttraumatischen Belastungsstörung* leiden, erleben die Gefährdungssituation immer wieder – nachts im Traum oder als plötzlich einschießende Bilder oder Angstgefühle im Alltag, wenn z.B. ein Polizeiauto vorbeifährt oder in der Ferne ein Martinshorn zu hören ist. Negative Gedanken, Gefühle oder störende Umweltreize können nicht mehr ausgeblendet werden. Alltägliche Aufgaben, der Beruf oder ein normales soziales Leben sind nahezu unmöglich.

Deshalb ist es wichtig, dass der Klettertherapeut die Therapieeinheit sehr durchdacht aufbaut, um die Fähigkeit der Inhibition wieder zu schulen. Dem Patient sollte vermittelt werden, wieder von einem Schritt zum nächsten zu denken und zu fühlen, sprich von „Tritt zu Tritt“ und „Griff zu Griff“:

TIPP

Der Patient kann angeleitet werden, sich auf kletterbedingte Gefühle und Wahrnehmungen zu konzentrieren. Das bedeutet in der Praxis, den Patienten immer wieder ins Seil setzen zu lassen und einfache Fragen zu stellen („Wie fühlen Sie sich jetzt?“, „Wie fühlen sich Ihre Hände/Beine an?“, „Wie fühlen sich die Schultern an?“). Der Therapeut ist gefordert, die Körpersprache des Patienten zu lesen und auch auf die eigene Befindlichkeit zu achten. Er muss in Kontakt mit dem Patienten sein. Es können keine ausdifferenzierten, verbalen Rückmeldungen erwartet werden. Diese sind bei einer „normalen“ Geräuschkulisse in einer Kletterhalle oft gar nicht möglich. Diese Einschränkung der verbalen Kommunikation findet beim Klettern bereits seine Berücksichtigung: Deswegen gibt es nur einfache, kurze → Kletterkommandos (in der Halle: „Zu!“, „Seil!“ und „Ab!“). Wird eine Anspannung oder schlechte Befindlichkeit artikuliert oder wahrgenommen, sollte der Therapeut den Patient, egal auf welcher Höhe sich dieser befindet, schaukeln lassen oder einfach wieder langsam ablassen. Gelingt dieser effektive Aufbau einer Klettereinheit, berichten Patienten meist, dass ständig vorhandene traurige Gefühle oder Erinnerungen verschwinden, das permanente Grübeln oder Gedankenkreisen aufhört und/oder die angespannte oder nervöse Grundstimmung einem körperlichen Wohlbefinden weichen kann.

Ohne es bewusst zu reflektieren, wird der Patient also wieder in die Lage versetzt, negative Reize zu inhibieren und Raum für positive neue Erlebnisse zu schaffen.

In der Klettertherapie mit schizophrenen Menschen oder hirnorganisch beeinträchtigten Patienten sollte sehr genau darauf geachtet werden, diese erst behutsam an das Medium Kletterhalle heranzuführen. Was für andere Patienten einen positiven Aufforderungscharakter bedeutet (farbige Wände, bunte Griffe, eine lebendige Atmosphäre in der Halle durch andere Kletterer etc.), kann für Schizophrene bereits eine Überforderungssituation heraufbeschwören. Hier sollten also Therapiezeiten gewählt werden, in denen die Halle wenig oder vielleicht gar nicht öffentlich frequentiert wird. So kann bereits der erste Schritt der Patienten in die Halle hinein als Therapieerfolg gewertet werden und eine Überforderung allein auf Grund der äußeren Situation oder des Gruppensettings vermieden werden.

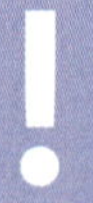

Inhibition ist die Grundlage von Verhaltenskontrolle und Selbstdisziplin.

2.2.2 Kognitive Flexibilität

DEFINITION

Kognitive Flexibilität bedeutet, sich veränderten Situationen anzupassen – sowohl räumlich, als auch situativ und im zwischenmenschlichen Bereich, was bei psychischen Erkrankungen besonders wichtig ist.

Um ein Ziel zu erreichen, egal ob das z. B. der Einkauf im Supermarkt oder die Fertigstellung einer handwerklichen Arbeit ist, muss man flexibel auf veränderte Rahmenbedingungen oder die eigene innere Verfassung reagieren können.

BEISPIEL

Ein **depressionskranker Mensch** schafft es vielleicht gerade noch, sich auf den Weg in den nächsten Supermarkt zu begeben, um ein paar Lebensmittel einzukaufen. Ist dieser überraschend geschlossen, bricht er in Tränen aus oder kehrt frustriert um, statt einfach den kleinen Bio-Laden um die nächste Ecke oder einen gut sortierten Kiosk aufzusuchen.

Schmerzpatienten verrichten Alltagsaktivitäten oder berufliche Aufgaben auf eine automatisiert Weise, obwohl diese den Schmerz verursachen und verstärken, ohne ihr Verhalten reflektieren und modifizieren zu können. Sie befinden sich in einem „Kampfmodus“ und versuchen, ihr Ziel mit einer unverrückbaren Strategie zu erreichen, auch wenn diese ihrer Gesundheit schadet.

Patienten mit Zwangsstörungen können kaum ihre Wohnung verlassen, um zur Arbeit oder zur Uni zu gehen, da immer wieder kontrolliert werden muss, ob der Herd oder das Licht ausgeschaltet ist.

Schizophrene oder schwer depressive Patienten haften an inneren Vorstellungen oder Überzeugungen bis hin zum Wahn – und können korrigierende Einflüsse aus der Umwelt nur vorübergehend oder überhaupt nicht mehr aufnehmen.

Therapeutisches Klettern kann helfen, dem erkrankten Menschen neue, situationsadaptierende Strategien zu vermitteln und die alte Weisheit „Der Weg ist das Ziel“ konkret erfahrbar und umsetzbar zu machen.

TIPP

Dafür wird die Route vom Therapeuten z. B. in Zwischenziele eingeteilt:

- Basislager,
- Höhenlager 1,
- Höhenlager 2,
- Gipfel.

Der Klient wird gebeten, diese Zwischenziele als Ruhepunkte zu benutzen, dort auf seine innere Verfassung zu achten und immer wieder neu zu entscheiden, ob er weiter klettert, die Pause ausdehnt oder sich mit einem Teilerfolg zufrieden gibt und wieder abgelassen wird.

Zusätzlich kann der Therapeut dem Patienten die Aufgabe stellen, nicht nach Farben zu klettern, sondern nur Griffe und Tritte auszuwählen, die maximal 30 Zentimeter auseinander liegen. Sollte der Patient in einer Kletterposition aus Angst, Unsicherheit oder Überforderung „einfrieren" (Kap. 4), wird er gebeten sich ins Seil zu setzen, wird etwas abgelassen und motiviert, diese Stelle auf eine maximal „bequeme" Weise erneut zu versuchen.

Das Erreichen von Teilzielen und/oder des „Gipfels" ist authentisch und maximal positiv zu verstärken, z. B. durch leichtes anerkennendes Schulterklopfen durch den Therapeuten und vom Klienten selber. Genauso muss es positiv verstärkt werden, sollte der Patient die Route komplett abbrechen, weil er feststellt, dass sie für ihn noch zu hoch oder anspruchsvoll ist und er sich stattdessen eine leichtere Route aussucht. Vielleicht möchte er sogar lieber wieder an die Boulderwand zurück, einen Kaffee trinken oder die therapeutische Klettereinheit für diesen Tag ganz beenden.

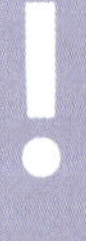

Klettern heißt, sich mit den äußeren Gegebenheiten und der eigenen, inneren Gestimmtheit ehrlich zu beschäftigen, eine Achtsamkeit dafür zu entwickeln, was gerade wichtig ist, und das eigene Verhalten den eigenen individuellen Grenzen und Möglichkeiten anzupassen. Das bedeutet kognitive Flexibilität.

2.2.3 Das Arbeitsgedächtnis

DEFINITION

Das **Arbeitsgedächtnis** wird benötigt, um die eigene Umwelt zu verstehen und von ihr eine → mentale Repräsentation herzustellen. Es kann als Vermittlungsinstanz zwischen Wahrnehmung, Handlung und Langzeitgedächtnis verstanden werden. Hier werden alle für die Bewältigung einer Aufgabe oder einer Lebenssituation wichtigen Informationen zusammengeführt (Boriss 2015).

Das Arbeitsgedächtnis hat nominal eine geringe Kapazität: Sieben Zahlen, sechs Buchstaben, fünf Wörter. Der Mensch braucht es, um z.B. einen Satz inhaltlich zu verstehen (sodass man sich noch an den Anfang des Satzes erinnert, wenn man am Ende angelangt ist). Es ist eng verknüpft mit der Fähigkeit der Inhibition. Hier wird „entschieden", welchen Außenreizen/Informationen die begrenzten Aufmerksamkeitsressourcen zur Verfügung gestellt werden. Nur so können diese adäquat verarbeitet und modifiziert („Updating-Prozess") werden. Außenreize können z.B. sprachliche Signale/Mitteilungen sein. Diese verbleiben für eineinhalb bis zwei Sekunden im phonologischen Unterspeicher des Arbeitsgedächtnisses, werden dann gelöscht oder weiterverarbeitet. Auch für visuell-räumliche Informationen bestehen Unterspeicher oder Verarbeitungsmodule im Arbeitsgedächtnis.

Für die Weiterverarbeitung ist ein aktiver Aufmerksamkeitsprozess nötig, d.h. die aktuellen Informationen müssen innerlich wiederholt, durchdacht, mit bereits Bekanntem abgeglichen und auf echte Relevanz überprüft werden. Dann kann entschieden werden, ob der Mensch eine automatisierte, einfache Reaktion oder Problemlösungsstrategie (Gewohnheit) oder eine vielleicht bessere, aber neue und noch nicht gut beherrschbare Verhaltensweise durchführt.

Bei psychischen Erkrankungen ist zu beachten, dass durch ein starkes inneres Erleben (z.B. bei Schizophrenien insbesondere durch → Halluzinationen oder Wahngedanken) das Arbeitsgedächtnis blockiert wird. Es können keine neuen, situationsrelevanten Informationen aufgenommen und adäquat verarbeitet werden. Der psychisch kranke Mensch versinkt immer mehr in seiner inneren Gedanken- und Gefühlswelt, verliert den Bezug zur ihn umgebenden Realität und seine → Adaptationsfähigkeit.

> **!** Therapeutisches Klettern trainiert durch klare und einfache Kommandos an der Wand, durch die Konzentration auf genau differenzierte und leicht variierende Bewegungsaufgaben sowie einen farblich exakt gekennzeichneten Routenverlauf das Arbeitsgedächtnis.

2.3 Psychologische, psychotherapeutische und pädagogische Theorien

Es gibt verschiedene psychologische, psychotherapeutische und pädagogische Theorien, aus welchen sich die Wirksamkeit der Klettertherapie ableiten lässt.

Jungianische Psychologie. Klettern kann die Auseinandersetzung mit dem *eigenen Schatten* – also negativen, unangenehmen und schambesetzten Persönlichkeitsanteilen – bedeuten.

Psychoanalyse nach S. Freud. Zentrale Begriffe hier sind *Verdrängung* und *Verleugnung* belastender Situationen oder seelischer Konflikte. Diese Abwehrmechanismen führen jedoch zur Ausbildung einer psychischen Symptomatik.

BEISPIEL

An der **Kletterwand** erleben gesunde und erkrankte Menschen eine ganze Bandbreite an negativen Gefühlen, die man im Alltag nicht zulassen und vor anderen Menschen zum Ausdruck bringen will: Angst, Wut, Hilflosigkeit, Hadern mit sich selbst, Frust, Trauer, enttäuschte Ansprüche und Erwartungen oder übersteigertes Leistungsdenken. Therapeutisches Klettern bedeutet für den Patienten, diese Gefühle in einem doppelt abgesicherten Rahmen (Seil und Therapeut) zu erleben, zulassen zu dürfen und sofort und praktisch bearbeiten zu können.

Salutogenese. Folgt man diesem Ansatz, wird ebenfalls deutlich, warum das Klettern ein vielfältiges therapeutisches Potential besitzt. Salutogenese bedeutet, dass man sich in der Therapie auf die noch vorhandenen gesunden Persönlichkeitsanteile, positiven Lösungsstrategien und Bewältigungsmöglichkeiten für problematische Situationen fokussiert. Als Therapeut versucht man, diese zu verstärken und mit dem Patienten zusammen zu erweitern. Der entgegengesetzte Ansatz wäre, sich auf die Krankheitssymptome zu konzentrieren und diese durch eine adäquate Therapie zu minimieren oder zum Verschwinden zu bringen (Pathogenese).

BEISPIEL

Salutogenetisch wirkt bereits der **erste Schritt in die Kletterhalle** – raus aus der Therapeutenpraxis oder dem Krankenhaus, sich unter nicht-kranken Menschen in einem normalen sozialen Umfeld und Betätigungsfeld zu bewegen. Diese Faktoren bewirken bereits positive Effekte. Bei adäquater Aufgabenstellung und Routenwahl durch den Therapeuten wirkt es ebenso salutogenetisch, wenn der Patient mit eigenem Willen und mit eigenen Kräften nach oben kommt oder sich eine Route in Teilschritten erarbeitet.

Klassische Verhaltenstherapie. Klettern ist in ihrem Sinne eine hervorragende → Desensibilisierungsmaßnahme, denn „Vermeiden verstärkt" – eine dosierte, schrittweise Konfrontation vermindert Ängste.

BEISPIEL

Klettern bedeutet z.B. sich mit einer der beiden **Ur-Ängste** des Menschen auseinanderzusetzen. Diese wurden von Elisabeth Kübler-Ross mit *unkontrolliertem Fallen aus großer Höhe* und *durch ein lautes Geräusch erschreckt werden* definiert (Kübler-Ross 2004). Die erfolgreiche Bewältigung einer Ur-Angst oder dem Erlernen eines adäquaten Umgangs mit dieser, ermöglicht also einen Transfer auf andere Ängste und Phobien und schwächt diese ab (Lukowski 2010).

Erlebnispädagogik. In der Klettersituation werden Selbstvertrauen, -sicherheit, -bewusstsein, -achtsamkeit und Erlebnisfähigkeit geschult und verstärkt. Die soziale Kommunikationsfähigkeit und soziale Kompetenz werden verbessert. Klettern entspricht also par excellence dem erlebnispädagogischen Grundsatz vom „Lernen mit Herz, Hand und Verstand".

BEISPIEL

Das **Klettern einer Route**, von der Vorbereitung bis zur Durchführung, stellt den Patienten vor immer neue Handlungssituationen, die ihm eigenverantwortliche Entscheidungen abverlangen. Die Konsequenzen dieser sind an der Wand unmittelbar erlebbar. Die Entscheidungen in einem therapeutisch geschützten Rahmen zu fällen, fördert aus erlebnispädagogischer Sicht wichtige menschliche Fähigkeiten und Persönlichkeitsfaktoren: Selbstbewusstsein, Selbstverantwortung, Steigerung der Genuss- und Erlebnisfähigkeit, Bewältigen von Belastungssituationen, soziales Interagieren, etc.

Ein wesentlicher Bestandteil der erlebnispädagogischen Theorie ist die „E-Kette“:

Ereignis – Erlebnis – Erfahrung – Erkenntnis

Ereignis bedeutet, der Aufmerksamkeitsfokus wird auf eine spezifische Situation gelenkt. Wird diese dann individuell verarbeitet, entsteht ein persönliches *Erlebnis*. In der Reflexion und dem Austausch mit anderen wird daraus eine *Erfahrung*. Wird diese auf andere Lebensbereiche übertragen, entsteht *Erkenntnis*. Diese „E-Kette“ wird bei jeder therapeutischen Klettereinheit in der Realität verwirklicht.

Achtsamkeitsbasierte Psychotherapie. Hier geht es, unabhängig von der Art der psychischen Störung, um *Akzeptanz* und *Annahme* negativer Emotionen und unangenehmer Lebensumstände. Im Mittelpunkt steht das Erleben des gegenwärtigen Moments und dabei die Haltung einer „wohlwollenden Toleranz“ gegenüber sich selbst zu entwickeln. Je unmittelbarer und wirkungsvoller der gegenwärtige Moment erlebt wird, desto effektiver sind die Übungsmöglichkeiten (Bohus 2012).

BEISPIEL

Übungen: An der Kletterwand wäre eine Übung, sich beim Auftreten negativer Emotionen oder Gedanken ins Seil zu setzen und zu versuchen, nur auf den eigenen Atem zu achten: Diese Gefühle und Gedanken quasi abzuatmen und „abfluten“ zu lassen. Dies führt u.a. zu einer Inhibition (Kap. 2.2.1) dysfunktionaler und pathologischer Gefühle und Gedankenmuster. Eine weitere Übung wäre, den Patienten zu bitten, sich bei aufkommenden negativen Emotionen gut zuzureden – im Sinne eines inneren Dialogs freundlich mit sich zu sprechen (wie man vielleicht ein trauriges Kind aufmuntert).

Schematherapie. Schematherapie wird angewendet, wenn der Patient an „verletzten Grundbedürfnissen“ und daraus resultierenden dysfunktionalen Bewältigungsmustern leidet. In der Theorie der Schematherapie haben Kinder emotionale Grundbedürfnisse. Werden diese missachtet, entstehen negative emotionale Reaktionsmuster. Diese Informationen werden in neuronalen Netzwerken abgespeichert und in erneuten Frustrationssituationen automatisch reaktiviert. Im Hier und Jetzt psychisch belastender Situationen könnte der

Patient – unter therapeutischer Führung – jedoch lernen, seine psychischen Grundbedürfnisse besser wahrzunehmen und situationsadäquat umzusetzen (Roediger/Zarbock 2015).

BEISPIEL

„Der Weg ist das Ziel": Damit könnte diese psychotherapeutische Theorie praktisch in der Klettertherapie umgesetzt werden. Der Patient sollte vom Therapeut instruiert werden, auf seine unmittelbaren Bedürfnisse („Mir tun die Finger weh, ich brauche Pause.", „Das ist mir zu hoch, ich will lieber wieder runter.") und aufkommende negative Emotionen oder negative Eigenüberzeugungen („Das ist ja viel zu schwer für mich!") zu achten, nach einfachen Lösungsmöglichkeiten zu suchen und diese sofort anzuwenden. Das „Bewältigen" der Route tritt dabei völlig in den Hintergrund.

Embodiment oder Body in the mind. Denken und Fühlen sind keine solitären Funktionen des Gehirns, sondern der ganze Körper ist hier involviert (Buchholz 2014). Die Psycho-Motorik lässt direkte Rückschlüsse auf die emotionale und kognitive Verfassung zu, genauso, wie man sie über die Psychomotorik negativ wie positiv beeinflussen kann.

Beispielhaft kann hier die **sich wiederholende Aufrichtebewegung** beim Klettern als wirksames Mittel gegen die niedergedrückten depressive Körper- und Grundhaltung des Patienten genannt werden.

Alle psychologischen, psychotherapeutischen und pädagogischen Erklärungsmodelle liefern zusätzlich wertvolle Grundsatzideen zu Gestaltung der therapeutischen Klettereinheiten. Der individuelle Ausbildungshintergrund des Klettertherapeuten kann also nützen, um die eigene Arbeit um ein wertvolles Therapieinstrument zu bereichern und individualisiert zu definieren.

Aus meiner Sicht sind die von mir dargestellten neurobiologischen und neuropsychologischen Grundlagen jedoch im Prinzip ausreichend, um methodenübergreifend eine effektive Klettertherapie durchzuführen.

2.4 Wissenschaftliche Studien: Bewegung/Klettern und Psyche

Bewegung und Psyche:

Wissenschaftliche Untersuchungen der letzten 16 Jahre zum Thema „Bewegung und Psyche" erbrachten hochspannende Ergebnisse. Auf somatischer Ebene ist die Wichtigkeit einer ausreichenden Bewegung für die Gesundheit bereits allgemein anerkannt (z. B. Osteoporoseprophylaxe, Ausbildung von Kollateralkreisläufen nach einem Herzinfarkt, Steigerung der zellulären Insulinsensibilität, etc.). Die Sporttherapie ist fester Bestandteil gesundheitsfördernder ambulanter und stationärer Programme.

Auf psychologisch/psychiatrischer Ebene liegt der therapeutische Hauptfokus noch auf einer medikamentösen und psychotherapeutischen Vorgehensweise. Aufgrund der Studienlage kann inzwischen jedoch eine dritte Säule in der Behandlung psychischer Erkrankungen genannt werden: Die Sport- und Bewegungstherapie.

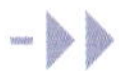

2007 ergab die Auswertung von 14 → randomisierten Kontrollstudien (RCT) mit bis zu 156 Teilnehmern, dass bereits nach 13 bis 20 Wochen Training (Walking, Joggen, Schwimmen, Biken; drei bis fünf Mal pro Woche; mittlere bis hohe Belastungsstärke) bei einer mittelgradigen Depression gleiche Effektstärken wie bei den Kontrollgruppen mit alleiniger medikamentöser Behandlung nachgewiesen werden konnten. In der sechsmonatigen Nachbeobachtung kam es bei den Probanden zu einer verringerten Rückfallhäufigkeit von bis zu 50 %, kein Einsatz eines zweiten Antidepressivums war nötig (Barbour et al. 2007).

Diese Ergebnisse wurden 2016 betätigt (Siqueira 2016).

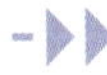

2009 erschien eine amerikanische Studie mit über 14000 Teilnehmern. Hier konnte bewiesen werden, dass Sport im Jugendalter (12–17 Jahre) eine ausgeprägte protektive Funktion bezüglich Depression und Suizidphantasien besitzt. Je öfter sich die Kinder und Jugendlichen pro Woche sportlich betätigten, desto geringer zeigte sich die Ausprägung der Zielvariablen „Suizidphantasien“ und „depressive Symptomatik“ in den psychologischen Tests. Als wesentlich für die Ausbildung dieses protektiven Effekts wurden ein höheres Selbstwertgefühl, verbesserte soziale Interaktionen und die Bewegung an sich (Ausschüttung verschiedener Neurohormone) genannt (Babiss/Gangwisch 2009).

Selbstmord steht an dritter Stelle der offiziellen Todesursachenstatistik bei Jugendlichen in den USA. Die Depressionserkrankung ist der wesentliche Risikofaktor für Suizidalität. Bei weiblichen Jugendlichen wird Selbstmord inzwischen als die häufigste Todesursache postuliert. In Deutschland steht der Suizid an zweiter Stelle der Todesursachen bei unter 20-Jährigen (Statistisches Bundesamt 2014).

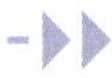

2011 wurde in einer großen Studie eindeutige protektive Effekte sportlicher Betätigung bezüglich der Ausbildung einer leichten kognitiven Störung und der Alzheimer-Erkrankung nachgewiesen. Von 1993 bis 2007 wurden über 500 Probanden aus den Jahrgängen 1930/1932 mittels physiologischer (Kraft und Gleichgewicht) und neuropsychologischer Tests und Fragebögen zur körperlichen Aktivität erfasst. Die Ergebnisse von fast 400 Studienteilnehmern zwischen 63 und 75 Jahren konnten abschließend ausgewertet werden. Probanden, die den einfachen Test zur muskulären Koordination erfolgreich absolvierten, zeigten ein deutlich reduziertes Risiko (bis zu 65 %) an einer der o.g. Störungen zu erkranken (Sattler et al. 2011).

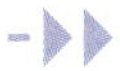

2014 ergab eine Interventionsstudie an Psychiatrischen Klinik der LMU, München, mit depressiven und schizophrenen Patienten eine signifikante Verbesserung der kognitiven Leistungsfähigkeit (Arbeitsgedächtnis, visuelle Lernleistung, Verarbeitungsgeschwindigkeit), Verminderung der Angstsymptomatik und Verbesserung der subjektiven Lebensqualität bereits nach einem vierwöchigen, moderaten Ausdauertraining (Oertel-Knöchel et al. 2014).

2015 ergab eine Studie mit 180 Schulkindern (sieben bis achtzehn Jahre jung) eindeutige Zusammenhänge zwischen sportlicher Betätigung, der Häufigkeit depressiver Symptome, Übergewichtigkeit und biologischen Parametern. D.h. je häufiger und intensiver sich die Kinder und Jugendlichen bewegten, desto geringer waren Schwere und Häufigkeit depressiver Symptome, desto geringer war das Körpergewicht und desto höher waren die gemessenen Serotoninspiegel (Kap. 2.1.1). Je weniger sich die Kinder bewegten, desto häufiger wurden depressive Symptome, Übergewicht, ein niedriger Serotonin- und ein erhöhter → Cortisolspiegel festgestellt (Alghadir et al. 2016).

Große wie kleine differenzierte Untersuchungen zur Wirksamkeit in Prophylaxe und Therapie der Demenz, Depression, Schizophrenie und der Prophylaxe von psychischen Störungen im Kindes- und Jugendalter liegen vor und bestätigen eindeutig die Wichtigkeit der Bewegungstherapie bei psychischen Erkrankungen, bereits bei moderater Belastung.

Klettern und Psyche:

Klettern bedeutet eine äußerst differenzierte Beanspruchung von Kognition, Emotion, Kondition, Beweglichkeit und motorischer Koordinationsfertigkeit in Kombination mit dem selbstbestimmbaren Herantasten an psychische Grenzen.

Deshalb ist Klettern eine nahezu ideale „therapeutische“ Sportart. Folgende Studienergebnisse sollen das unterstreichen.

Die Möglichkeiten der Klettertherapie in der Behandlung psychischer Erkrankung finden in der Öffentlichkeit immer größere Beachtung. So beschäftigte sich die Süddeutsche Zeitung bereits in dem Artikel „Klettern für die Seele“ (Maaßen 2009) mit diesem Thema, ebenso folgten Filmbeiträge dazu (z.B.: „Gesundheits-Check: Bewegung statt Pillen“, Bayerischer Rundfunk 2016).

Studien, in denen versucht wurde, die Auswirkung des therapeutischen Kletterns auf die emotionale Gestimmtheit der Teilnehmer zu messen, sind eindeutig. Von jeder Klettereinheit profitierten die Studienteilnehmer bezüglich ihrer emotionalen Grundverfassung. Eine einzige Klettereinheit liefert bereits wichtige Impulse für den therapeutischen Prozess auf emotionaler und kognitiver Ebene. Klettertherapeuten berichten übereinstimmend, dass Patienten, die am therapeutischen Klettern teilnehmen – stationär oder ambulant – offener und vertrauensvoller agieren. Klettern ist der Türöffner für weitere Therapiefortschritte, die Datenlage hierfür verbessert sich von Jahr zu Jahr.

Ein Problem der wissenschaftlichen Untersuchungen dieser Therapieform ist aber noch der Mangel an → randomisierten Kontrollstudien (RCTs). RCTs gelten als „Goldstandard" wissenschaftlicher Therapieforschung.

Nun spielt jedoch die Motivation bei jeder Therapie, und ganz besonders in der Sporttherapie, eine große Rolle. D.h. Menschen zufällig einer therapeutischen Klettergruppe zuzuteilen, die diese Sportart – aus persönlichen Gründen – absolut ablehnen, werden in psychologischen wie neurobiologischen Tests andere Ergebnisse liefern als Patienten, die dieser Bewegungs- und Therapieform aufgeschlossen und motiviert gegenüber stehen. Dadurch drohen verfälschte Studienergebnisse. Ein weiteres Problem ist, dass Menschen äußeren und inneren Einflüssen unterliegen.

BEISPIEL

So können, z.B. bei einer **Studie zur Wirksamkeit eines neuen Medikamentes** gegen Bluthochdruck, vor Gabe und nach Einnahme (in einer standardisierten, abgeschirmten Umgebung) des Medikamentes physikalische Parameter (z.B. Blutdruck und Herzfrequenz) bestimmt werden, um daraus auf den Effekt des Pharmakons zu schließen. Und trotzdem beeinflusst eine positive Einstellung zum Medikament diese physikalischen Parameter um bis zu 25%.

Die solide Ausbildung und die therapeutische Grundhaltung des Klettertherapeuten stellen zusätzlich einen gewichtigen Faktor für den Erfolg dieser Therapieform dar. In einer Studie zur Klettertherapie aus verschiedensten Einflüssen, die auf den Patienten einwirken, den spezifischen Effekt der Klettereinheit herauszufiltern, ist eine hochkomplizierte Aufgabe. Aber: Klettern wirkt. Das zeigen neurobiologische Studien z.B. zur Hormonausschüttung beim Klettern.

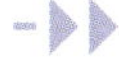

2011 wurde hier ein signifikanter Anstieg von Wachstumshormon (Growth Hormone/GH) und Testosteron nachgewiesen (Sher 2011). GH spielt eine wichtige Rolle in der Neuroneogenese z.B. im Hippocampus/limbischen System und trägt so zur Regeneration von durch Depression oder PTBS ausgelösten Nervenzelldegenerationen bei (Kap. 2.1.2).

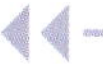

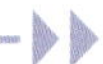

2012 wurden mittels Kernspintomografie eindeutige hirnorganische Größenzunahmen in Teilbereichen motorischer Hirnareale bei Profikletterern im Vergleich zur Normalbevölkerung festgestellt (Di Paola et al. 2012).

Der Grundsatz lautet: „Form follows function". D. h. ein klettertherapeutisches Training löst neurobiologische und damit auch hirnorganische Veränderungen aus. Diese Veränderungen verstärken und stabilisieren wiederum motorische und psychologische Effekte.

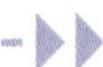

Ebenfalls im Jahr 2012 wurde gezeigt, dass ein linearer Zusammenhang (testpsychologisch wie neurobiologisch) zwischen der Erwartungsangst und der Zufriedenheit bei Kletterern zwischen der Art und Weise des Kletterns besteht. D. h. ist eine Route bekannt (bereits erfolgreich durchgestiegen) oder wird diese in einem abgesicherten Modus geklettert (→ Toprope) ist die Angst des Kletterers geringer als bei einer → Onsight-Begehung (Route unbekannt, erster Versuch). Bei der Onsight-Begehung waren die Cortison-Ausschüttung und die testpsychologisch erfasste Erwartungsangst deutlich höher als bei den anderen beiden Varianten. Wichtige Variablen waren jedoch die Kletterkenntnisse der Probanden und deren individueller Schwierigkeitsgrad. Zu beachten ist die Aussage, dass die Selbstzufriedenheit beim zweiten Durchsteigen einer Route oder im Toprope-Setting deutlich höher als beim Onsight-Klettern zu sein scheint (Draper et al. 2012). Dies unterstreicht Kernaussage zum therapeutischen Klettern in diesem Buch: „Weniger ist mehr". Die Studie lässt jedoch den Schluss zu, dass Patienten, die bereits einige Klettertherapieeinheiten im Toprope-Modus erfolgreich absolviert haben, an erste, einfache Onsight-Begehungen herangeführt werden können, um → Habituationseffekten entgegenzuwirken.

Das Fehlen von RCTs und die hohe Anforderung an jedes Studiendesign ist kein Nachteil. Medizinisch-therapeutische Erkenntnisse müssen evidenzbasiert sein. *Evidere* (lat.) bedeutet: auffällig, ins Auge fallend. Evident ist, was quasi vor dem Auge aufleuchtet. Aus dieser Sicht sind die therapeutischen Effekte des Kletterns evident, und vielfältig beschrieben. Nun können wir versuchen, sie so gut wie möglich auch wissenschaftlich zu belegen:

Bereits im Jahr 2003 veröffentlichte Niggehof eine Übersichtsarbeit über das Klettern als erlebnispädagogisches Medium in der stationären Entwöhnungsbehandlung von Drogenabhängigen. Bezüglich der Ziele der modernen Erlebnispädagogik (Förderung des Selbstbewusstseins, von Kommunikations- und Erlebnisfähigkeit und der Konfliktfähigkeit) wurden kletterspezifisch förderliche Faktoren benannt: Hoher Aufforderungs- und Motivationscharakter, Kompetenzerweiterung als Kletterer und Sichernder und Aufdeckung eines verborgenen Leistungspotentials im Spannungsfeld Sicherheit-Risiko. Psychometrisch wurde eine Steigerung der psychologischen und sozialen Messvariablen (positive Selbsteinschätzung, emotionales Verhalten, soziale Fertigkeiten u.a.) festgestellt (Niggehof 2003).

2007 zeigte eine prospektive, kontrollierte Evaluationsstudie mit 247 Patienten der psychosomatischen Klinik Wollmarshöhe eindeutige Verbesserungen in vielen Beeinträchtigungsbereichen der Patienten nach einem Hochseilgartentraining im Vergleich zu den „Nicht-Begehern". In dieser großen Studie wurde deutlich, dass es für die Patienten zur Erstbegehung eine hohe innere Hürde zu überwinden galt. Akzeptanz und Zufriedenheit mit dieser Therapiemethode stiegen schon zur zweiten Hochseilgartenbegehung hin dann sehr stark an (Mehl/Wolf 2008).

Ein sehr differenzierter, deskriptiver Praxisbericht über das klettertherapeutische Konzept einer psychosomatischen Fachklinik benennt schon 2009 wesentliche psychische Wirkfaktoren des psychotherapeutischen Kletterns: Angstbewältigung, Ressourcenaktivierung, Steigerung der Frustrationstoleranz, Stärkung von Selbstwirksamkeit, -vertrauen und -bewusstsein (Schnitzler 2009).

Im Jahr 2011 wurde in einer Bachelorarbeit der Einfluss eines fünfwöchigen Klettertrainings auf die Selbstwirksamkeit und Teamkohäsion der U13-Mannschaft (Perspektivkader) eines großen Fußballvereins untersucht. Aufgrund der geringen Probandenanzahl und der wenigen Klettereinheiten ergaben sich in der quantitativen Analyse keine statistisch relevanten Ergebnisse. In der qualitativen Analyse fiel jedoch auf, dass Mannschaftsmitglieder, die als schüchtern und zurückhaltend galten, beim Klettern jedoch sehr gute Leistungen zeigten und andere Mannschaftsmitglieder in der Route anfeuerten und coachten, einen ausgeprägten Zuwachs an Wertschätzung verbuchen konnten. Außerdem war interessant, dass sich in der Rückrunde (Klettertraining fand in der Winterpause statt), mehr Mannschaftsmitglieder in die Torschützenliste eintragen konnten und die Tore weniger nach Einzelaktionen sondern mehr aus kombinierten Teamleistungen heraus fielen (Stapf 2011).

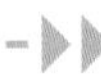

2013 zeigte eine Pilotstudie mit Angst- und Zwangspatienten eine hohe Erwartungshaltung an die neue Therapieform „Klettern“, was eine hohe Motivation unter den Teilnehmern bedeutete, sowie hochsignifikante Verbesserungen in den Parametern „Selbstwert“, „Aufmerksamkeitsregulation“, „Hedonismus“ und „Vertrauen in Andere“ durch die Klettertherapie (Reiter 2013).

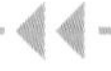

2014 wurde im Rahmen der Postersession zur Jahrestagung der „Arbeitsgemeinschaft Sportpsychologie“ die Ergebnisse einer Pilotstudie mit 83 Probanden vorgestellt. Patienten einer psychiatrischen Akutklinik mit verschiedenen Diagnosen profitierten auf psychosozialer Ebene (Selbstsicherheit- und -vertrauen, Vertrauen in die Therapiegruppe, Wachheit) eindeutig von nur vier klettertherapeutischen Einheiten (Lukowski et al. 2014).

2015 befasste sich eine umfangreiche Masterarbeit mit der Wirkung des Kletterns in der Therapie psychischer Erkrankungen. Die Autorin kam zu dem Schluss, dass sich durch das therapeutische Klettern Verbesserungen bezüglich der Konzentrationsleistung, des Selbstbewusstseins, sowie der Eigen- und Sozialkompetenzen ergaben. Diese Verbesserungen könnten sowohl bei Kindern mit ADHS, als auch bei Erwachsenen mit Depressionen festgestellt werden. Die Notwendigkeit weiterer, empirischer Studien zur Wirksamkeit wird unterstrichen (Suttner 2015).

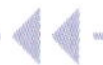

Ebenfalls im Jahr 2015 wurden in einer ausführlichen wissenschaftlichen Arbeit die Möglichkeiten der Klettertherapie für Kinder mit Lernschwierigkeiten, der Inklusions-Aspekt, aber auch die Notwendigkeit einer fachlich fundierten Ausbildung benannt (Immanuel 2015).

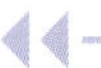

Im selben Jahr wurden die Effekte eines standardisierten Bouldertrainings auf die psychische Befindlichkeit von depressiven Patienten untersucht. Nach einer randomisierten Zuteilung (Warteliste oder Interventionsgruppe) erhielten 22 Patienten einmal wöchentlich für je drei Stunden (über acht Wochen) ein strukturiertes Bouldertraining. In das standardisierte Boulderprogramm fanden die in Kapitel 2.3 beschriebenen psychologischen Therapietheorien (Achtsamkeit, Embodiment, etc.) Eingang. Die Nachbeobachtungszeit betrug 16 Wochen. Im Gegensatz zur Kontrollgruppe (Warteliste) verminderte sich die depressive Symptomatik bei den Teilnehmern des Boulderprogramms von einer mittelgradigen auf eine leichtgradige Ausprägung. Interessanterweise war die Effektstärke höher, wenn die Patienten stärker an einer depressiven Symptomatik litten (Luttenberger et al. 2015).

Auch 2015 wurde der Effekt des Kletterns (Indoor und Outdoor) auf die Verminderung sozialer Ängste bei Studenten untersucht. Mittels eines evaluierten psychologischen Fragebogentests (SAS-A) wurden signifikante Verbesserungen in drei Hauptkomponenten des sozialen Stresses (Generelles Vermeidungsverhalten, Vermeidungsverhalten und Stressbelastung in ungewohnten Situationen, Angst vor negativer Einschätzung durch fremde Personen) gemessen (Ozen 2015).

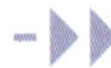

2016 wurden die Ergebnisse einer differenziert angelegten Längsschnittstudie veröffentlicht. 32 Patienten einer psychosomatischen Reha-Klinik nahmen am klinikspezifischen Therapieplan (hier auch Qi-Gong, Nordic-Walking etc.) teil, die Hälfte der Probanden (16) zusätzlich an der einmal pro Woche stattfindenden Klettertherapie. Bei allen Patienten stand die Diagnose einer Depression im Vordergrund. In dieser Studie wurde also die Auswirkung der Klettertherapie gegenüber einer echten Kontrollgruppe (keine Wartegruppe) untersucht. Alle Patienten wurden mittels verschiedener psychologischer Messinstrumente zu festgelegten Messzeitpunkten evaluiert (BDI-II, FKK, SVF 120, MDBF, B-L, B-L‘). Durch die Güte der Betreuung und des wissenschaftlichen Designs kam es zu keinen „drop-outs“, d.h. Ausfall von Patienten während der laufenden Untersuchung. In den Parametern „Befindlichkeit“, „negative Vermeidung“, „Kompensations- und Ablenkungsstrategien“, Absinken der körperlichen und Allgemeinbeschwerden wurden Verbesserungen nachgewiesen. In der Studie wird außerdem sehr genau auf die schon eingangs erwähnten Schwierigkeiten bei der genauen Erhebung psychologischer Parameter, die vielfältigen externen und internen Einflussmöglichkeiten unterliegen, hingewiesen (Paulik 2016).

Für 2017 planen Frau Dr. Jana Strahler, Universität Gießen, und Frau Dr. Maria Kleinstäuber, Uni Marburg, die Durchführung einer Studie zu sofortwirksamen emotionsregulativen Effekten einer Boulder-Trainingseinheit. Prinzipiell ist der positive kurz- und langfristige emotionsregulative Effekt sportlicher Aktivität bekannt. Bouldern weist verschiedene Merkmale auf, die für eine besonders gute kurzfristige emotionsregulative Wirkung sprechen. Worauf jedoch z.B. die Steigerung der Selbstwirksamkeit und Konzentration fußt, wurde bisher nicht untersucht. In diesem Projekt wird daher die emotionsregulative Wirkung einer 20-minütigen Boulder-Einheit (in aufsteigender Schwierigkeit) mit einer 20-minütigen Einheit von Entspannungsübungen im Oberkörperbereich verglichen werden. Nach randomisierter Zuweisung wird zuerst, mittels verschiedener Filmsequenzen, eine negative Stimmung induziert. Fragen zur Stimmung (durch verschiedene visuelle Analogskalen direkt vor und nach dem Film, direkt nach der Boulder-/Kontrollintervention und weitere 15 Minuten nach Ende der Intervention) dienen der Analyse des Verlaufs der affektiven Reaktion. Außerdem werden Daten über die sympathische und parasympathische Aktivität jedes einzelnen Probanden mittels des Systems „Polar S810i“ (Brustgurt/Uhr) über den gesamten Untersuchungszeitraum gesammelt werden.

Die wissenschaftliche Datenlage wird sich zukünftig deutlich verbessern. Gegenüber den Kostenträgern des Gesundheitssystems könnte deshalb in Zukunft eine Förderung der Klettertherapieangebote im ambulanten und stationären Bereich zum Wohle des psychisch kranken Menschen angeregt werden.

Studien zur Wirksamkeit der Klettertherapie nehmen in Anzahl und Güte zu. Es sind Studien geplant, die sich mit der Auswirkung der Klettertherapie auf Kognition und Exekutiven Funktionen, sowie auf die Aktivität des sympathischen und parasympathischen Nervensystems beschäftigen.

3 Grundlegender Aufbau klettertherapeutischer Behandlungseinheiten

Klettern wirkt bereits durch den hohen Aufforderungscharakter der architektonisch inzwischen sehr ansprechend gestalteten, modernen Kletterhallen. Es handelt sich meist um hohe, lichtdurchflutete Räume, die Wände sind mit bunten und auffälligen Klettergriffen und -tritten farblich interessant gestaltet (Abb. 2).

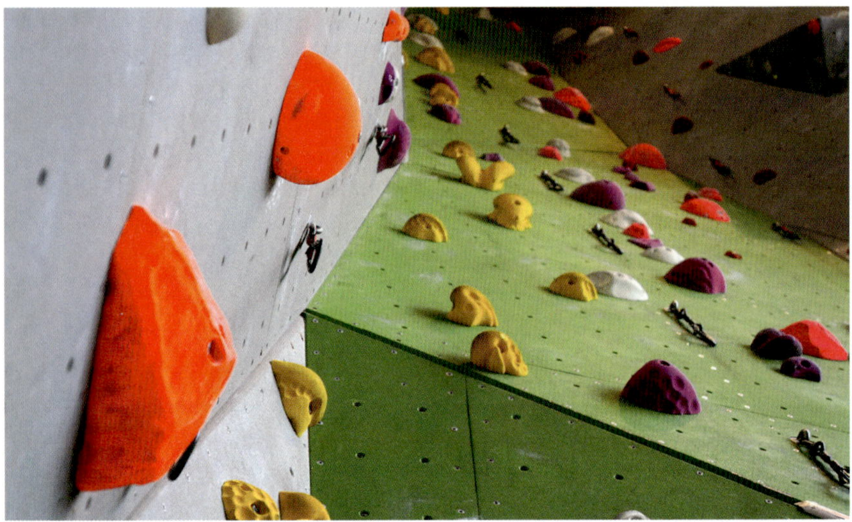

Abb. 2: Kletterwand von unten

Auf Menschen mit einer psychischen Störung, egal ob es sich um eine Depression, Angst- oder gar psychotische Störung handelt, wirkt die Gestaltung der Kletterhalle ansprechend und Neugier erweckend. Das ist der erste Schritt, das Schneckenhaus zu verlassen, in das sich der Mensch auf Grund seiner Erkrankung zurückgezogen hat. Diesen Umstand können sich Therapeuten zu Nutze machen, um ihre Klienten mit der neuen Situation vertraut zu machen (Abb. 3).

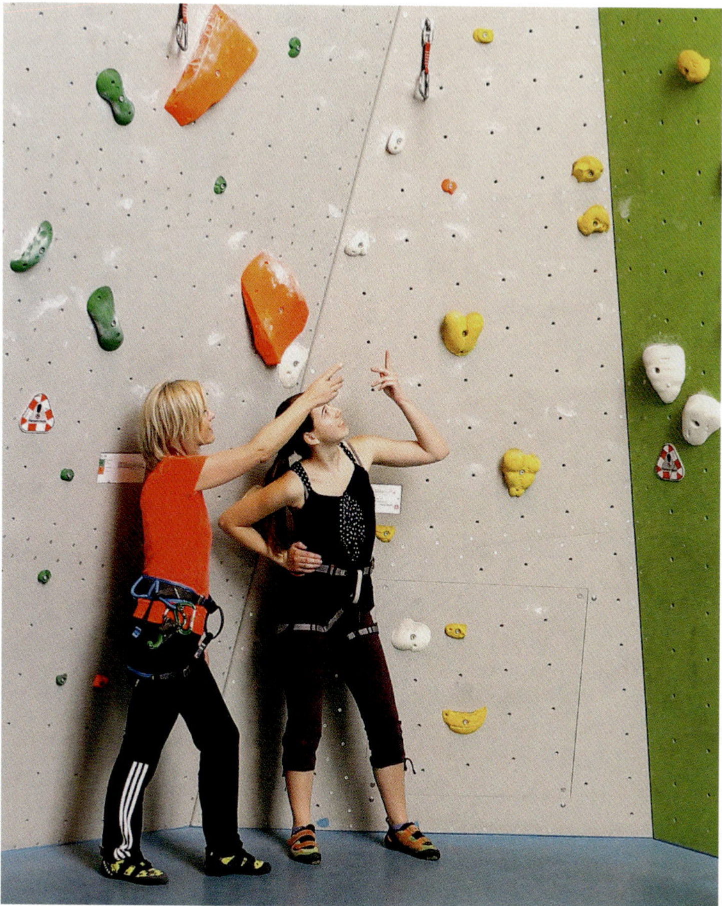

Abb. 3: Trainerin erklärt an der Kletterwand

TIPP

Weniger ist mehr: Der Therapeut kann dem Patienten in Ruhe die Halle zeigen und die anregende Umgebung in Kletterpausen einfach wirken lassen. Er kann diesen sehr besonderen Raum für eine Verbesserung der Kommunikation und zum Herstellen eines guten Kontaktes zum erkrankten Menschen nutzen, ohne etwas Besonderes tun oder sagen zu müssen.

3.1 Aufwärmspiele

Bevor direkt an die Boulderwand gegangen wird, sollten die Boulderräume für Aufwärmspiele genutzt werden. Bei allen Spielen im Boulderraum ist die Spielfeldgröße adäquat nach Anzahl der Spieler zu wählen Es sind grundlegende Sicherheitsaspekte zu beachten:

- Überhänge,
- vorstehende Griffe und
- ausreichender Wandabstand.

Bereits bei den Aufwärmspielen und den Boulderübungen kann der Gruppenleiter wichtige Informationen über die emotionale Gestimmtheit der einzelnen Teilnehmer, soziales Interagieren untereinander und die Gruppenatmosphäre erhalten. Diese Eindrücke sind in der Spieleauswahl für die nächste Übungseinheit zu berücksichtigen. Die Aufwärmspiele dienen außerdem der Aktivierung des Herz-Kreislaufsystems und dem Aufwärmen der Muskulatur, um Überlastungsschäden vorzubeugen.

Spielerisch, das ist im psychotherapeutischen Kontext sehr wichtig, da man sich hier meist nur auf die Krankheit fokussiert, können sich die Gruppenmitglieder kennenlernen und einen achtsamen und humorvollen Umgang mit sich selbst und den anderen einüben. So tragen bereits die Aufwärm- und Boulderspiele wesentlich zu einer positiven Gruppenatmosphäre bei.

Die Aufwärmspiele sind wenig kompetitiv zu gestalten, d.h. es sollte um „Miteinander“ statt um „Gegeneinander“ gehen.

TIPP

Gibt es in der Kletteranlage eine vorinstallierte → Slackline, sollte diese vor oder nach einer Wandklettereinheit eingesetzt werden. Die Teilnehmer führen sich z.B. gegenseitig über die Slackline, auch mit geschlossenen Augen – eine hervorragende Übung zur Vertrauensbildung. Für Kinder ist es besonders wichtig, eine ganze Palette von Boulder- und Aufwärmspielen parat zu haben, da der Aufforderungs- und Aktivierungscharakter des Seilkletterns schneller erschöpft ist als bei Erwachsenen.

3.1.1 Spielzeit

Der zeitliche Umfang der Aufwärm- und Boulderspiele hängt von verschiedenen Faktoren ab:

- Bin ich zum ersten Mal mit einer Gruppe in der Halle, deren Teilnehmer sich nicht kennen?
- Bin ich mit Kindern, Erwachsenen oder einer Eltern-Kind-Gruppe in der Halle (Merke: Auch Erwachsene spielen für ihr Leben gern!)?
- Wie groß und wie voll ist der Boulderraum, habe ich den Raum nur für meine Gruppe oder muss ich diesen teilen?
- Wie voll ist die Halle? Psychisch kranke Menschen leiden schnell an einem → Overflow äußerer Eindrücke, d.h. wenn die Kletterhalle sehr voll ist, sollte ich mehr Zeit im Boulderraum verbringen.
- Habe ich die Möglichkeit, vor der Klettereinheit einige zusätzliche Griffe und Tritte im Boulderraum anzuschrauben um patientengeeignete Boulderspiele und Bewegungsaufgaben durchführen zu können?

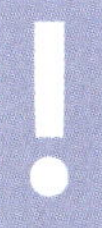

Als Faustformel kann gelten: 1/3 Aufwärm- und Boulderzeit, 2/3 Kletterzeit. Dies ist jedoch individuell und flexibel zu handhaben.

3.1.2 Material

In die Materialkiste oder den Materialsack des Klettertherapeuten gehören z. B.: unterschiedlich lange Bandschlingen und Seilenden, ein Schaumstoffball mit ca. 15 Zentimetern Durchmesser, Wäscheklammern, ein bis drei Dreieckstücher (als Augenbinden verwendbar), ein Puzzle mit zwölf bis zwanzig Teilen, eine gehörige Anzahl Bierdeckel mit verschieden bedruckten Seiten (mindestens zwanzig Stück), kleine „Belohnungen" für Kinder und Erwachsene (Mini-Gummibärchentüten, Brausebeutelchen, etc.) und viel Fantasie!

3.1.3 Beispiele für Aufwärmspiele am Boden

„Kennenlernen"

Alle Teilnehmer stellen sich im Kreis auf. Jeder nennt seinen Vornamen. Der Kursleiter ruft einen Namen, z. B.: „Michael!", und wirft ihm den Softball zu. Michael ruft: „Johanna!", und wirft Johanna den Ball zu, usw.

Nach ein paar Wiederholungen läuft die Gruppe langsam durcheinander. Der Ball wird nun zwischen den Teilnehmern – auch über deren Köpfe hinweg – nach Namensnennung dem entsprechenden Adressaten zugeworfen. Wichtig ist, den Balladressaten anzuschauen (Blickkontakt!), dessen Namen laut zu sagen und ihm dann erst den Ball zuzuwerfen.

Eine Variante ist, den Namen des Balladressaten mit einem freundlichen, positiven Adjektiv oder Attribut mit dem gleichen Anfangsbuchstaben des Namens zu verbinden: Der „freundliche" Franz, der „großzügige" Georg etc. Diese Aufgabe benötig etwas mehr Zeit, sorgt aber für viele Lacher in der Gruppe.

„Start in den Tag"

Es wird eine kleine Geschichte erzählt, die auf humorvolle Weise die Teilnehmer in Bewegung bringt und so den Kreislauf aktiviert und verschiedene Muskelgruppen beansprucht:

BEISPIEL

Ich wache Montagmorgen auf, recke und strecke mich genüsslich, gähne kräftig (alle sollten sich recken, strecken und ordentlich gähnen). Was bin ich heute ausgeschlafen.

Mein Blick fällt auf den Wecker.

8.30 Uhr!

Ich habe verschlafen!

Ich springe erschrocken auf (hochspringen) und renne ins Bad (auf der Stelle laufen).

Dabei ziehe ich mir schon mal den Schlafanzug aus (Bewegungen durchführen, als ob man aus einem T-Shirt und einer Hose schlüpft).

Im Bad stelle ich mich schnell unter die Dusche, wasche mir die Haare (Kopf wird wie beim Friseur ausgiebig massiert, der Körper abgerubbelt), trockne mich ab (reibende Bewegungen an Kopf, Oberkörper und Beinen), putze mir die Zähne und massiere mir meine Anti-Aging-Creme ins Gesicht (Gesicht wird ausgiebig massiert und gestreichelt).

Ich laufe zurück ins Schlafzimmer (auf der Stelle rennen) und stürze zum Kleiderschrank

Mist!

Alle wichtigen Sachen sind ganz oben oder ganz unten im Schrank eingeräumt (sich strecken, sich bücken und nach imaginären Sachen greifen).

Dann ziehe ich mich schnell an (imaginäres Anziehen) und laufe in die Küche (auf der Stelle rennen), schalte im Laufen die Kaffeemaschine an, laufe weiter in den Flur und packe meine Aktentasche, laufe wieder in die Küche, schenke mir im Laufen eine Tasse Kaffee ein.

Das Telefon klingelt (Klingelgeräusch machen)!

Wo ist das Mobilteil?

Wahrscheinlich wieder im ersten Stock. Mit Kaffeetasse in der Hand geht's die Treppen hoch (auf der Stelle laufen, dabei die Oberschenkel ordentlich hochziehen) und ich suche das Telefon.

Bevor ich es finde, verstummt es. Der Anrufer hat aufgelegt – ich war zu langsam.

Ich renne die Treppe wieder runter (auf der Stelle laufen, dabei wieder die Oberschenkel ordentlich hochziehen), durch die Küche. Dort stelle ich schnell die Tasse ab, renne zur Haustür und öffne diese. Da steht meine Tochter, sehr verschlafen, im Gang: „Papa was machst du für einen Lärm? Hast du vergessen, den Wecker auf Winterzeit umzustellen?"

„Balanceübung"

Die Teilnehmer bilden einen Kreis. Die Hände liegen auf den Schultern der jeweiligen Nebenmänner. Die Arme sind dabei locker ausgestreckt. So kann jeder seine individuelle, adäquate Distanz regulieren. Die Teilnehmer werden gebeten, alle Bewegungen des Leiters mitzumachen: Der Kursleiter hebt sein rechtes Bein und streckt es in die Mitte, dann nach hinten – gleicher Ablauf mit dem linken Bein. Dann lehnt er sich, auf einem Bein stehend, etwas nach hinten dann nach vorne. Die Hände von den Schultern der Nebenleute nehmen lassen.

Die Teilnehmer bleiben im Kreis stehen, stellen sich aber so, dass jede rechte Schulter in die Mitte zeigt, d. h. jeder schaut auf den Rücken des Vordermannes. Der obere Rücken des Vordermannes wird nun aktivierend abgeklopft. Dabei sollten die Teilnehmer miteinander kommunizieren, ob das Klopfen angenehm, zu leicht oder zu stark ist. Die Nierenregion wird ausgespart. Während des Klopfens setzt sich die Gruppe im Kreis langsam in Bewegung. Nach einer Runde drehen sich alle um. So wechseln „Geklopfter“ und „Klopfender“.

„Swing“

Ein Kletterseil wird als langes Schwung- und Sprungseil benutzt. Die Kursleiter schwingen das Seil langsam, die Teilnehmer laufen zuerst einzeln, nach einigen Wiederholungen zu zweit durch (sie können sich dabei auch – freiwillig – an der Hand nehmen).

Dann folgt Seilspringen (die Kursleiter schwingen wieder das Seil), einzeln oder zu zweit, für die geübteren Teilnehmer mit „einspringen“ (während das Seil schwingt).

„Bierdeckel“

Der Kursleiter verteilt auf dem Boden des Boulderraums oder der Halle Bierdeckel. Er legt wahllos die unterschiedlichen Motive (die Bierdeckel sind beidseitig bedruckt) nach oben.

TIPP

Ich hüte hier schon seit Jahren einen Satz „Paulaner-Bierdeckel“, auf der einen Seite ist die Mannschaft des FC Bayern Münchens und auf der anderen Seite das Paulaner-Logo abgedruckt.

Es werden zwei Gruppen gebildet, die je ein Bild zugeteilt bekommen (mit meinen Bierdeckeln also z. B. „Bayern-Fans“ und „Bayern-Gegner“). Die Gruppen haben die Aufgabe, in einer bestimmten Zeit so viele Bierdeckel wie möglich mit „ihrem“ Bild nach oben zu legen. Der Kursleiter gibt ein Startsignal und lässt das Spiel, je nach Dynamik, zwei bis drei Minuten laufen. Nach dem Stopp-Signal werden die Deckel für jede Gruppe ausgezählt. Die Gruppe gewinnt, der es gelungen ist, mehr Deckel mit ihrem Bild, Logo, Schriftzug, etc. nach oben zu legen.

„Giftige Spinnen"

Ein Teilnehmer bewegt sich als „Giftspinne" rückwärts, im Vierfüßlergang, auf der Bouldermatte. Die Mitspieler müssen der „Giftspinne" ausweichen. Wenn diese einen Mitspieler am Bein berührt, wird dieser ebenfalls zur „Giftspinne", bis nur noch ein Teilnehmer übrig ist.

„Fangen"

Die Teilnehmer stecken eine Bandschlinge oder ein kurzes Seil (am Ende mit einem großen Knoten versehen) locker in den Hosenbund. Die Schlinge oder das Seil sollte ca. 30 bis 40 Zentimeter frei baumeln. Ziel des Spiels ist es, sich so viele Bänder wie möglich zu schnappen, ohne sein eigenes Seil zu verlieren. Wenn das eigene Seil geschnappt wurde, scheidet man aus.

TIPP

Wichtig ist, dass der Gruppenleiter darauf achtet, dass die freien Seil- oder Schlingenenden seitlich am Oberschenkel baumeln und nicht im Gesäß- oder Intimbereich hängen.

„Speckstreifen"

Ein Freiwilliger spielt die Katze. Diese hat in ihrem Revier (Abgrenzung durch ein Seil im Quadrat oder im Kreis) einige „Speckstreifen" (Bandschlingen oder Seilreste) gehortet. Die übrigen Mitspieler sind die Mäuse, die von allen Seiten versuchen, sich die Speckstreifen zu schnappen. Die Katze darf keine „Pfote" auf die Speckstreifen setzen. Berührt sie eine Maus in ihrem Revier, muss die Maus außerhalb des Reviers fünf Kniebeugen (o. ä.) machen, bevor sie wieder mitspielen darf. Wurden alle Speckstreifen gestohlen, wechselt der Katzendarsteller.

TIPP

Nach aktivierenden Spielen sollten immer Entspannungs- und Vertrauensübungen durchgeführt werden.

„Führen“

Ein Teilnehmer schließt die Augen und lässt sich von einem anderen Teilnehmer behutsam durch den Raum führen. Von einem Verbinden der Augen mit einem Tuch o. ä. rate ich ab, da die Fähigkeit, Vertrauen aufzubauen, bei psychisch erkrankten Menschen meist beeinträchtigt ist. Die einfache Vorgabe, die Augen bei der Übung zu schließen, gibt dem Patienten die Möglichkeit, diese jederzeit nach der eigenen Befindlichkeit wieder öffnen zu können.

TIPP

Durch diese Übung kann der Gruppenleiter eine Menge über die Gruppenatmosphäre und eventuelle Schwierigkeiten des „Geführten“ zum Thema „Vertrauen“ lernen. Außerdem wird deutlich, wie der „Führende“ mit dem Thema „Achtsamkeit“ und „Verantwortungsübernahme“ umgeht.

„Sich fallen lassen“

Drei Patienten bilden ein Team. Zwei Patienten werden als „Vorder- und Hintermann“, der Dritte als „Mittelsmann“ bezeichnet. Der Vordermann steht mit dem Gesicht frontal, von Angesicht zu Angesicht in ca. einem Meter Abstand, vor dem Mittelsmann. Der Hintermann steht hinter dem Mittelsmann, ebenfalls in ca. einem Meter Abstand und schaut auf dessen Hinterkopf. Vorder- und Hintermann haben die Aufgabe, den Patienten im Schulterbereich vorne und hinten sanft aufzufangen, sobald dieser beginnt, sich behutsam nach vorne oder nach hinten fallen zu lassen. Dafür nehmen Vorder- und Hintermann eine bequeme Schrittstellung ein und heben bereits wachsam die Hände. Hat sich nun der Mittelsmann ein wenig nach vorne fallen lassen, stützt ihn der Vordermann und gibt einen behutsamen Impuls, damit der Mittelsmann wieder in die Vertikale kommt und sich dann nach hinten fallen lassen kann.

TIPP

„Vertrauen“, „Achtsamkeit“, „Verantwortung“ und „Grenzerfahrung“ sind Themen, die – non-verbal – gut mit dieser Übung initiiert werden können.

3.1.4 Beispiele für Boulderspiele

Bouldern, d.h. Klettern in Absprunghöhe, kann als vorbereitender Schritt zum letztlich gewünschten therapeutischen Klettern mit Seil, aber auch als eigenständige Interventionsform angeboten werden. Die Patienten sollten die Möglichkeit haben, an einfachen Boulderabschnitten die Wand erst einmal zu explorieren, d.h. Griffe und Tritte nach eigenem Gusto für ca. fünf Minuten auszuprobieren. Der Kursleiter demonstriert kurz, wie an der Boulderwand seitlich und bis max. zwei Meter über der Matte geklettert wird. Danach können die Patienten die Wand queren (die Tritte sollten dabei knapp über dem Boden gewählt werden).

TIPP

Je höher Patienten nach oben bouldern, desto höher ist die Verletzungsgefahr beim Abspringen (Umknicken im Sprunggelenk) oder beim unkontrollierten Herunterfallen (Sprunggelenksverletzungen, Arm- und Ellenbogenbrüche etc.). Deshalb ist es wichtig, dass der Therapeut korrekt demonstriert: Gewicht auf die Füße, langer Arm, kontrolliertes Abspringen.

„Wäscheklammerntransport"

Über einen großen Griff an der Wand wird eine Bandschlinge („Start") gehängt, an der einige Wäscheklammern befestigt sind. In fünf bis sechs Metern Abstand wird eine zweite Bandschlinge an die Wand gehängt („Ziel"). Die Aufgabe besteht darin, am Start eine stabile Position einzunehmen, eine Wäscheklammer zu nehmen und diese an seinem T-Shirt zu befestigen. Dann wir die Wand bis zur zweiten Bandschlinge gequert und die Wäscheklammer – in stabiler Position – an die Ziel-Schlinge angeclipst.

Bei einer größeren Gruppe kann, zur Vermeidung längerer Wartezeiten, die Ziel-Schlinge mittig an einer Wand aufgehängt werden. In fünf bis sechs Metern Abstand werden links und rechts davon je eine Start-Schlinge mit Wäscheklammern platziert. Die Gruppe wird geteilt. Die Teilnehmer beider Gruppen bouldern also aufeinander zu und müssen an der Ziel-Schlinge auf den Mitspieler achten.

„Kletterteam"

Zwei Teilnehmer werden mit einer mindestens 1.50 m langen Bandschlinge oder einem Seilstück verbunden – die Bandschlinge wird z.B. locker in den Bund der Sporthosen der Teilnehmer gesteckt. Ein Teilnehmer steigt an einem definierten Startgriff in die Wand ein und quert zu einem Zielgriff. Der Partner folgt, ohne dass die Bandschlinge sich löst und herunterfällt. Dann wechselt die Führung.

„Ansage“

Die Patienten bilden Zweier- oder Dreierteams. Der Erste steigt in die Wand ein, macht einen Zug und tritt zurück. Der Zweite steigt ein, wiederholt den ersten Zug, setzt einen selbst gewählten zweiten Zug hintendran, springt ab und tritt zurück. Der Dritte steigt ein, wiederholt die Züge seiner Vorgänger und setzt einen dritten Zug. Der Erste beginnt von neuem, wiederholt die drei Züge, setzt einen vierten usw.

Leichte Abwandlung von „Ansage“: Die Patienten bilden Zweierteams. Ein Patient steigt ein, der Partner gibt den nächsten Zielgriff vor. Letztlich sollte der Patient an der Wand drei bis fünf Boulderzüge machen.

TIPP

Der Klettertherapeut sollte vorab die Bouldermöglichkeiten beurteilen und eine Vorgabe machen, wie viele Züge gemacht werden. Durch die einfachen Übungen lassen sich zu diesen Themenbereichen wertvolle Informationen sammeln:

- (An-)Erkennen die Teampartner die Fähigkeiten und Grenzen des anderen?
- Wer über- oder unterfordert sich oder den anderen?
- Gehen die Teampartner kompetitiv oder kooperativ miteinander um?

„Fuß-Feeling“

Der Mensch ist bequem und liebt das Einfache. D. h. beim Bouldern und Klettern schauen wir automatisch nach den nächsten Griffen, weil unsere Hände näher am Kopf (Augen) sind als die Füße. Geklettert wird jedoch mit den Füßen – das Gewicht soll auf die Füße. Ich muss also aktiv und bewusst immer wieder nach unten schauen, die nächsten möglichen Tritte anvisieren, meine Füße setzen und dann erst weitergreifen. Logisch, aber nicht so leicht umzusetzen. Um den Fokus auf die Füße zu verbessern (und das Gefühl für diese), wird dem Patienten beim Querbouldern ein ca. 25 bis 30 Zentimeter langes Seilstück über den Rist gelegt. Die Aufgabe ist, so sorgsam anzutreten, dass dieses Seilstück nicht herunterfällt. Dann wird die Aufgabe mit dem anderen Fuß wiederholt, eventuell auch bei Vertikalzügen und natürlich an der Kletterwand. Als zusätzliche Variante kann über jeden Fuß des Patienten ein Seilstück gelegt werden.

TIPP

Diese Übung ist sehr wertvoll für alle Patienten, die unter einem eingeschränkten oder aufgehobenem Körpergefühl leiden oder – nach dem Motto „Augen zu und rauf" – bis zur Erschöpfung durchstarten.

„Puzzeln"

Hierzu braucht man 10 bis 15 (am besten große) Puzzleteile und verteilt diese auf verschiedene Griffe an verschiedenen Wandstellen. Die Patienten erklettern sich die Puzzleteile und setzen sie danach auf dem Boden zusammen. Werden Teams gebildet, kann einer klettern und der andere setzt die Puzzleteile zusammen. Diese Übung ist vor allem für Kinder gut geeignet, aber auch mit Erwachsenen kann „gepuzzelt" werden.

3.2 Ran an die Wand

3.2.1 Vorbereitung – Safety comes first!

Klettern ist eine Risikosportart. Das darf auch im komfortablen Setting einer Kletterhalle (festinstallierte Sicherungsexpressen, vorinstallierte → Toprope-Stationen, farblich eindeutig gekennzeichnete Routen, fehlende Witterungseinflüsse, Bistro mit ansprechender Verköstigung für die Pausen, entspanntes Freizeitflair etc.) niemals vergessen werden. Als Voraussetzung, mit Patienten an der Wand zu arbeiten, gilt das sichere Beherrschen eines üblichen Sicherungsgerätes (→ HMS und → Achter gehören hier nicht mehr dazu!) und der aktuellen Sicherungstechnik. Deswegen empfehle ich, die regelmäßigen Publikationen der großen Verbände (DAV, ÖAV etc.) zu Sicherungsgeräten und Sicherungstechnik zu verfolgen und mindestens die DAV-Scheine „Sicher Klettern Toprope" und „Vorstieg", wenn nicht sogar die Ausbildung zum Kletterbetreuer, zu absolvieren (Kap. 9). Sollte es zu einem Unfall kommen, ist der Therapeut verpflichtet nachzuweisen, dass er Sicherungsgerät und -technik beherrscht und allen Obliegenheiten zur Sicherheit nachgekommen ist. Beim Klettern ist vom Therapeuten immer darauf zu achten, dass das Material (Gurt, Sicherungsgerät, Seil und Topropeaufbau) in Ordnung ist und der Kletterer eine adäquate Einführung zu Material und Seilkommandos („Zu!", „Ab!") erhält.

Als Therapeut habe ich eine Vorbildfunktion. Kleidung und Ausrüstung sollten deshalb in einem vertrauenserweckenden Zustand sein. Sicherungstechnik und das Sicherungsgerät sollten den aktuellen Sicherheitsempfehlungen z.B. des DAVs, des ÖAVs (oder vergleichbarer Organisationen) entsprechen. Aufgefilzte Seile, Badelatschen an den Füßen (oder sogar barfüßiges Sichern), eingeschliffene Sicherungsgeräte, offen getragenes, langes/wallendes Haar etc. sind obsolet und vermitteln eine pseudolässige Souveränität, die beim Klettern mit psychisch kranken Menschen nichts zu suchen hat (Abb. 4).

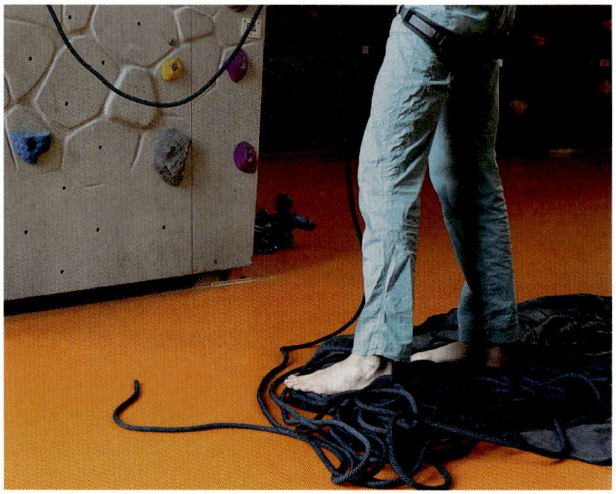

Abb. 4: Wer findet alle Fehler?

Der Therapeut sollte wissen, wo in der Kletterhalle der Erste-Hilfe-Kasten hängt. Am besten ist es, noch eigenes Material (es reicht ein üblicher KFZ-Verbandkasten) in rasch erreichbarer Nähe (z.B. im Kletterrucksack) zu haben.

Den Patienten aufklären, bevor es losgeht. Zuerst wird dem Patienten der Gurt, im Normalfall ein Hüftgurt, kurz erklärt: Sitz über dem Becken, Funktion der Anseil- und Beinschlaufen, Festigkeit des korrekten Sitzes, Funktion der Schließen. Dann sollte dem Patienten beim Anlegen geholfen werden.

TIPP

> Bei sehr adipösen Patienten oder kleinen Kindern sollte ein Komplettgurt verwendet werden.

Danach wird der Patient vom Therapeuten eingebunden. Ab der zweiten oder dritten therapeutischen Klettereinheit kann es, abhängig vom Interesse des Patienten und Konzept des Therapeuten, sinnvoll sein, den Anseilknoten (→ doppelter Achter) dem Patienten zu zeigen. Gegebenenfalls kann er sich dann selber einbinden. Die Funktion des Sicherungsgeräts kann kurz erklärt werden (Erhöhung der Seilreibung, Blockieren des Seils bei ruckartiger Belastung), ohne einen technischen Vortrag daraus zu machen.

Abschließend ist immer ein „Partner-Check" durchzuführen. Hierzu gehören die gegenseitige Kontrolle von Sitz und richtigem Verschluss der Gurte, Kontrolle des Sicherungsgeräts, Verschluss des Sicherungskarabiners, Sicherungsknoten und Abknoten des Seilendes. Der Partner-Check signalisiert dem Patienten: Hier findet Therapie auf Augenhöhe statt. Aufmerksamkeit und Verantwortungsbewusstsein beider Seilpartner sind für ein sicheres Gelingen der Kletteraktion notwendig. Der Patient kann sich dadurch bereits weniger krank, sondern mehr über seine gesunden Persönlichkeitsanteile wahrgenommen und in den therapeutischen Prozess „eingebunden" fühlen.

3.2.2 Der Einstieg

Schon beim Einsteigen in die Wand lässt sich aus dem Verhalten des Patienten eine Fülle an Informationen für den therapeutischen Prozess gewinnen:

- Agiert der Patient gehemmt, ambivalent oder übertrieben forsch?
- Ist er erreichbar, aufmerksam?
- Hört er auf mich?
- Besteht eine gute Kommunikation?

Einstieg heißt, den sicheren Boden zu verlassen, sich einer ungewohnten Bewegungs- und Risikoerfahrung zu stellen und sich dem Therapeuten tatsächlich anzuvertrauen! Verharren Patienten dabei in einer gestreckten, angespannten Körperhaltung (Abb. 5), sollte der Therapeut diese Patienten allenfalls kurz in dieser Position belassen, die Situation dann jedoch zügig auflösen. Das könnte mit einer kurzen, aufmunternden Motivation erfolgen, nun loszulegen oder durch die Aufforderung, einfach wieder loszulassen und von der Wand zurückzutreten.

Nicht selten verwickeln Patienten den sichernden Therapeuten in dieser Situation in ein Frage-Antwort-Spiel (Abb. 6). Sie wollen Anweisungen o. ä. und im Moment des Einsteigens noch einmal etwas erklärt bekommen. Das bedeutet

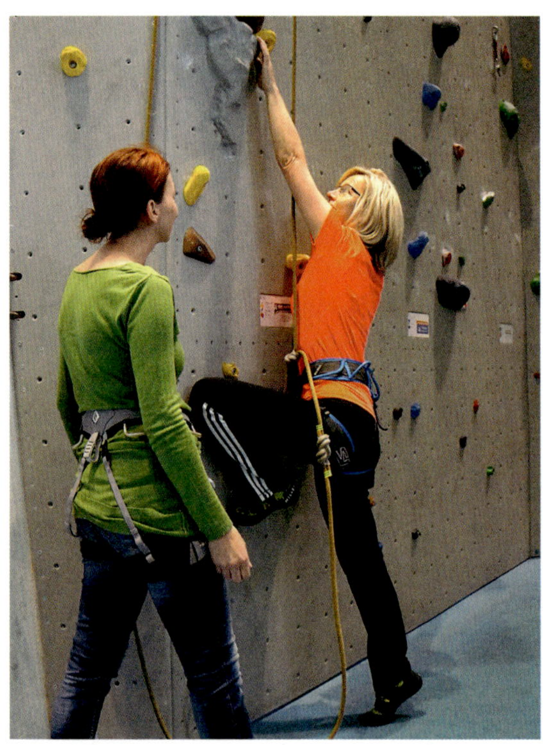

Abb. 5: Der Einstieg – Patientin in angespannter, gestreckter Körperhaltung

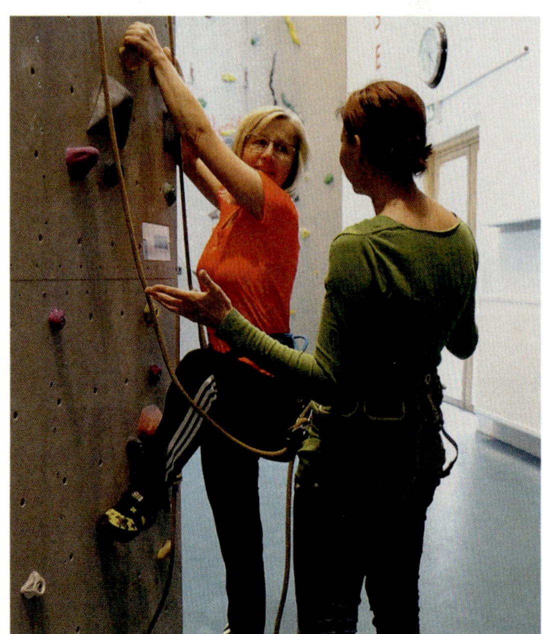

Abb. 6: Therapeutin erklärt, Patientin in ambivalenter Grundhaltung

meist, der Patient versucht, rational Kontrolle über eine angstmachende Situation zu gewinnen, ohne diese aktiv regulieren zu können (z. B. von der Wand zurücktreten).

TIPP

„Machen oder lassen!" – Erkennt der Therapeut die Problematik, dass sich der Patient in der Situation unwohl fühlt, ist es falsch diese zu verbalisieren oder sogar zu rationalisieren. Es kann dem Patienten einfach angeboten werden, in 20 bis 40 Zentimetern Höhe über dem Boden im Seil zu schaukeln (Abb. 7). Schon bald wird sich dieser entspannen und ein zweiter Versuch zum Einstieg in die Wand kann gestartet werden.

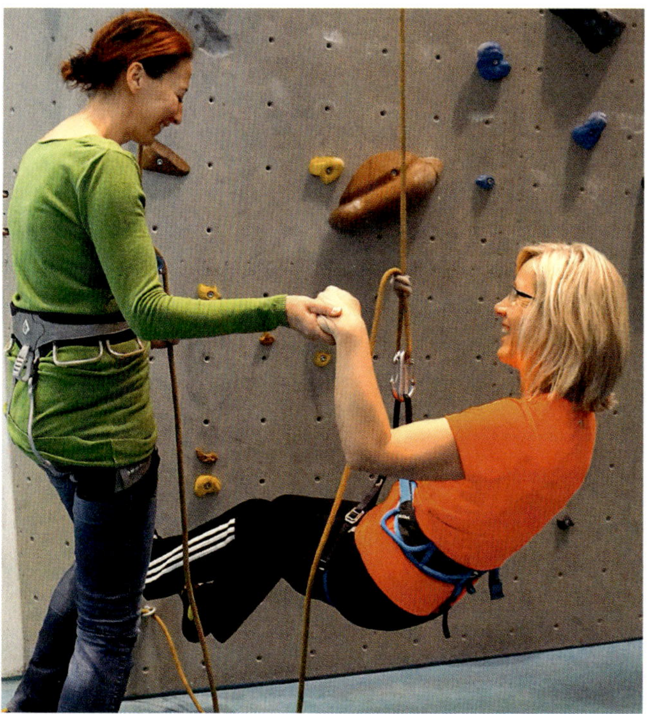

Abb. 7: Therapeutin löst die angstinduzierende Situation auf

Der Patient lernt durch Verhaltens- und Situationsänderung Angstgefühle zu modulieren und sogar zum Verschwinden zu bringen.

BEISPIEL

Frau H., 53 Jahre, mit der Diagnose Angststörung, hatte bereits während der Boulderspiele angesprochen, bei der Klettereinheit sehr auf sich achten zu wollen. Sie sei analytische Therapeutin und wisse ob ihrer Neigung zu rationalisierendem Verhalten bestens Bescheid. Bereits beim Anlegen des Gurtes, Einbinden und den Erklärungen zu den Seilkommandos lässt sie sich von der Klettertherapeutin alles sehr genau erklären, ohne dabei ängstlich oder angespannt zu wirken. Als es darum geht loszuklettern, setzt sie einen Fuß auf den ersten Tritt und greift mit beiden Händen zu. Statt anzutreten, dreht sie dann jedoch der Klettertherapeutin das Gesicht zu und will wissen, ob es nicht therapeutisch viel sinnvoller wäre abzuklettern, statt abgelassen zu werden. Dadurch könne sie eine vielleicht auftretende Angstsituation sicher besser beherrschen. Sie mache sich gerade viele Gedanken, wie sie die Route am besten bewältigen könne. Die Klettertherapeutin erkennt die Ambivalenzsituation von Frau H., die unbewusst in ihr gewohntes, rationalisierendes Schema zur Bewältigung problematischer Situationen zurückfällt, und bietet einfach die bereits erwähnte Schaukelübung an (Abb. 7).

Eine andere Einstiegssituation stellt „Augen zu und durch“ dar. Der Patient startet mit einem Tunnelblick nach oben, „friert“ bereits ein oder zwei Meter über dem Boden an der Wand ein und wagt sich nicht weiter. Dieser Moment kann auch durch sinnlose/nutzlose Suchbewegungen gekennzeichnet sein. Der Patient, obwohl von einer Vielzahl von guten Tritten und Griffen umgeben, macht mit Armen und Beinen immer wieder Tritt- oder Greifversuche, zieht aber jedes Mal zurück. Bewegungen werden nicht zu Ende geführt – ein Ausdruck hochgradiger Ambivalenz (Angst versus Zielerfüllung) und Blockade (Abb. 8).

Auch diese Situation sollte der Therapeut zügig auflösen, ebenso das Schaukeln im Seil oder das Ablassen anbieten (Abb. 9). Schon auf einer geringen Höhe könnte dem Patienten zusätzlich gezeigt werden, wie er sich stabil an die Wand stellt, um eine stressbeladene Situation zu verlassen.

TIPP

Weniger ist mehr: Auch wenn der Patient aus zwei Metern Höhe wieder abgelassen wird, ist positiv zu verstärken (Loben!), dass er den Boden verlassen hat und genug Vertrauen aufbringen konnte, sich ins Seil zu setzen und sich dem Therapeuten anzuvertrauen.

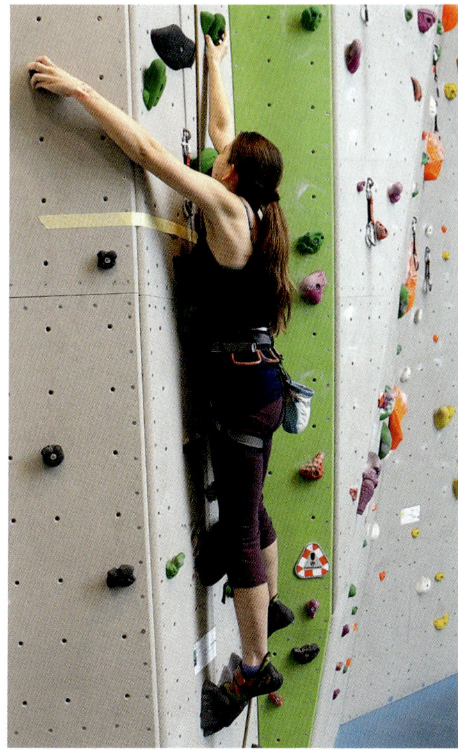

Abb. 8: „Augen zu und durch“

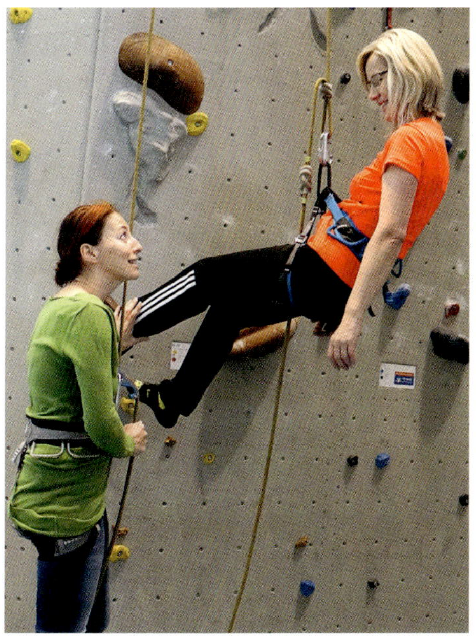

Abb. 9: Therapeutin klärt die Situation

3.2.3 Die Bewegungsqualität (Komfort-, Dyskomfort- und Stress-Zone)

Jeder kennt aus der eigenen Klettererfahrung verschiedenste Gefühle und Stimmungen während des Durchsteigens einer Route. Ich kann, sollte es ein persönlich herausfordernder Schweregrad sein, von Anfang angespannt und nervös sein. Wenn ich dann feststelle, dass die Route gut zu bewältigen ist, könnte ich ab diesem Moment innerlich gelöster und sicherer werden. Bei schwierigen Stellen kann es aber dann vorkommen, dass ich wieder in mein Anspannungsmuster (erhöhter Grundtonus der Muskulatur, beschleunigte Atmung und Herzfrequenz) zurückfalle.

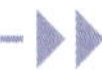

Der Zusammenhang zwischen Angst- und Anspannungsniveau beim Klettern und der motorischen Ausführung der Kletterbewegungen wurde bereits wissenschaftlich nachgewiesen: Je ängstlicher ein Kletterer ist, umso länger braucht er, um eine Route zu bewältigen und umso mehr Bewegungen führt er aus (Gallotta et al. 2015).

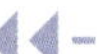

D. h. die innere und muskuläre Anspannung führt zu vielen, aber ineffizienten Bewegungen, die Verweildauer in der Route steigt, die Erschöpfung nimmt zu und dadurch steigt wiederum die Angst – ein Teufelskreislauf.

Wähle ich eine einfache Route, die ich kenne oder die aufgrund ihrer Bewertung auf jeden Fall für mich gut zu bewältigen ist, werde ich mit einem wahrscheinlich sogar wohligen Gefühl in die Wand einsteigen, mich an der Bewegungsqualität erfreuen und vielleicht ein kleines, persönliches Techniktrainingsprogramm absolvieren. Wird die Route gegen Ende aufgrund der Länge etwas anstrengend, wird diese Anstrengung von mir jedoch als Eu-Stress wahrgenommen, d. h. als positiver Stress, nicht als Gefährdungssituation. Das breite Spektrum an Gefühlen, Stimmungen und körperlichem befinden während des Kletterns kann in drei Kategorien eingeteilt werden:

- Komfort
- Dyskomfort
- Stress

Fühle ich mich also wohl (komfortabel), etwas angestrengt (immer weniger komfortabel = Dyskomfort) oder gerate ich in eine angstbesetzte Stresssituation? Wir können diese Situation selbst regulieren, d. h. verändern oder auflösen. Menschen mit psychischen Erkrankungen können dies aus den verschiedensten Gründen nicht mehr. Hier ist der Therapeut gefragt, an der Bewegungsqualität des Patienten abzulesen, in welcher Verfassung sich dieser befindet und die entsprechende Intervention zu setzen. Hilfreich ist, sich bei der Beobachtung des kletternden Patienten immer wieder zu fragen, ob dieser noch in seiner persönlichen Komfort-Zone klettert, sich schon in einem dyskomfortablen Bereich bewegt oder sich bereits in einer Stresssituation befindet? Diese Bereiche haben individuell ganz unterschiedliche Ausdehnungen (Abb. 10).

Die Komfort-Zone kann bereits einen oder zwei Meter über dem Boden zu Ende sein, die Stress-Zone direkt anschließen. Der Therapeut hat die Aufgabe, dies zu erkennen, um den Patienten anzuleiten, sich primär in seiner Komfort-Zone und bestenfalls kurzfristig in seiner Dyskomfort-Zone zu bewegen. Nur in der Komfort- und Dyskomfort-Zone werden neue Lernerfahrungen möglich, kann Vertrauen in den sichernden Therapeuten und zu sich selber auf-

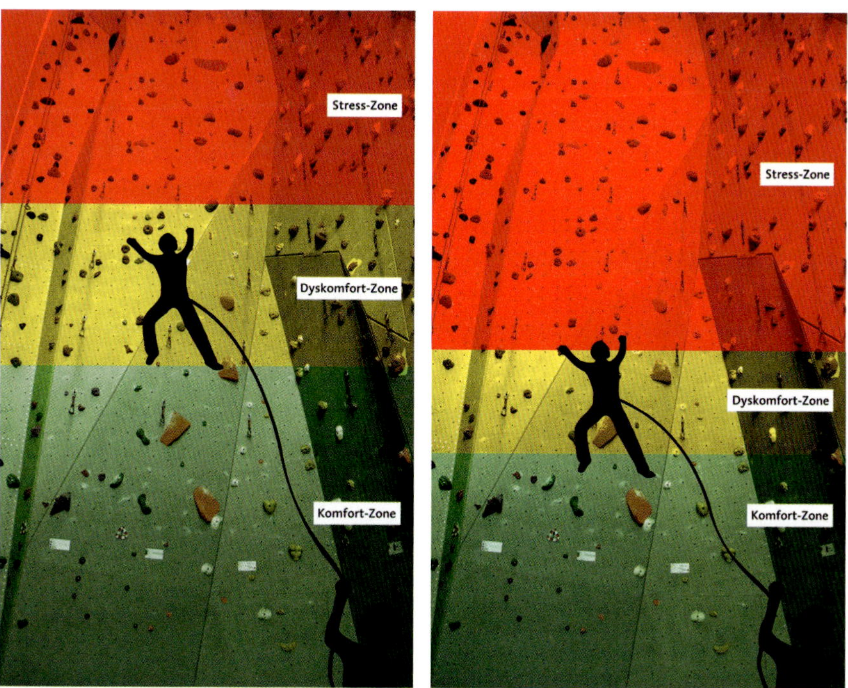

Abb. 10: Komfort-, Dyskomfort- und Stress-Zone in unterschiedlichen Ausdehnungen

gebaut werden. Im Stressbereich (hiermit ist ein ausgeprägter Negativ-Stress gemeint, Kap. 2.1.7) wird dies durch Angst, Panik, Anspannung und einer negativen Selbstverstärkung aufgrund massiver Ausschüttung von Stresshormonen unmöglich gemacht. Der Patient ist vielleicht stolz und euphorisch, wenn er die Stress-Zone vordergründig bewältigt. „Augen zu und durch" stellt jedoch keine therapeutische Intervention, sondern eine dem Patienten vielleicht aus anderen Zusammenhängen bestens bekannte, kontraproduktive Durchhaltesituation dar.

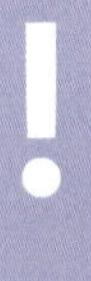

Therapeutisches Klettern bedeutet nicht vordergründige „Angstüberwindung", schon gar nicht in der Stress-Zone, sondern Erlernen eines adäquaten und modulierenden Umgangs mit auftretenden Ängsten. Dies ist nur in der Komfort- oder Dyskomfort-Zone möglich.

Bewegungsqualität in der Komfort-Zone

Der Patient klettert langsam oder vielleicht sogar verhalten, exploriert jedoch ruhig seine Umgebung, probiert Griffe und Tritte kurz aus, steigt aber kontinuierlich nach oben. An einer schwierigen Stelle wird in einem stabilen Stand pausiert oder sich, nach entsprechendem Seilkommando, ins Seil gesetzt. Die Füße werden, abhängig von der körperlichen Grundkonstitution des Patienten, relativ geräuschlos auf die Tritte gestellt. In der Kletterbewegung lassen sich Phasen der körperlichen An- und Entspannung unterscheiden. Die Kletterbewegungen wirken physiologisch, vielleicht wird sogar spontan etwas eingedreht geklettert (Abb. 11).

Auf Zuruf des Therapeuten (z. B. „Wie geht es Ihnen?") reagiert der Patient sofort mit Blickkontakt und folgt eventuellen Interventionen (z. B. „Jetzt ins Seil setzen und Pause machen.").

Bewegungsqualität in der Dyskomfort-Zone

Die Bewegungen des Patienten wirken hastig und fahrig. Griffe und Tritte werden mehrfach angesteuert, bevor der endgültige Bewegungsimpuls erfolgt. Die Füße schlagen bei jedem Tritt an die Wand, der Patient reagiert erst nach wiederholtem Zuruf und folgt den Interventionen sehr zögerlich. Der Blick des Patienten schweift zwischen sicherndem Therapeuten, der Wand und der Hallendecke unstet hin und her. Die Bewegungen wirken dauerangespannt.

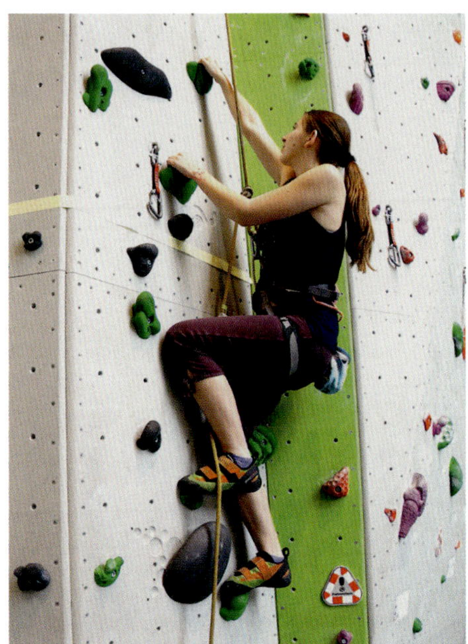

Abb. 11: Patientin in der Komfort-Zone

TIPP

Eine hilfreiche Intervention ist, den Patienten abzulassen und ihn anzuleiten, in seiner Komfort-Zone einfache Übungen zur Verlagerung des Körperschwerpunktes beim Klettern zu machen. D.h. der Therapeut zeigt dem Patienten, welche Tritte zu wählen sind, damit das Körpergewicht fast vollständig auf dem Standbein ruht, das Spielbein frei ist und in Ruhe der nächste Tritt anvisiert werden kann. Dann wird das Gewicht wieder auf das „neue“ Standbein verlagert und das „neue“ Spielbein ist frei, den nächsten Tritt anzuvisieren. Die Konzentration des Patienten sollte also auf die Auswahl geeigneter Tritte gerichtet sein und weniger auf das Ziel, um jeden Preis direkt den nächsten Griff zu erhaschen, um möglichst schnell nach oben zu kommen. Der Bewegungsablauf verläuft also von links nach rechts und wieder zurück mit langsam aufsteigender Tendenz und weniger in der direkten, vermeintlich kürzesten Linie nach oben

Schafft der Patient diese Übung in der Komfort-Zone, sollte er sie in seiner Dyskomfort-Zone wiederholen.

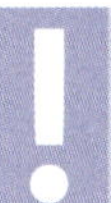

Als griffige Formel gilt hier: Der Weg ist das Ziel.

Bewegungsqualität in der Stress-Zone

Der Patient presst sich ängstlich an die Wand und versucht mechanisch, egal wie, nach oben zu kommen. Die Atmung ist laut vernehmbar, Zurufe erreichen ihn nicht mehr. Die Füße schlagen stakkatoartig gegen die Wand. Jede Bewegung scheint maximale Anstrengung und Überwindung zu kosten. Nach einem Zug ist keinerlei Entspannungsphase mehr wahrnehmbar. Der ganze Mensch scheint unter einer Daueranspannung zu stehen (Abb. 12).

Letztlich erfolgt ein „Einfrieren" (Abb. 13) an der Wand, wenn Stress und Angst die Oberhand über die willentliche – hier aber dysfunktionale – Zielvorgabe „Ich will hier rauf" gewinnen.

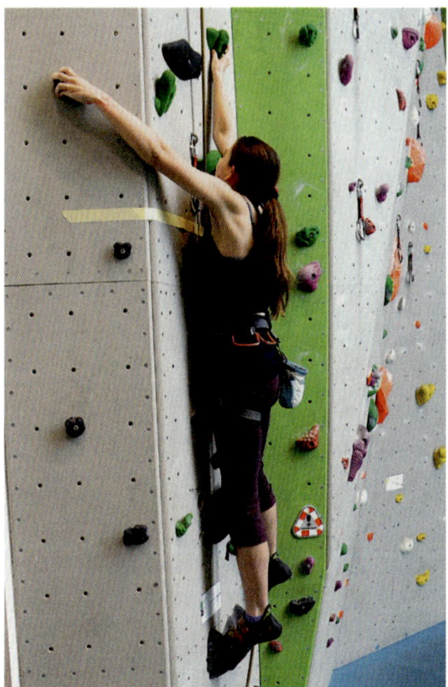

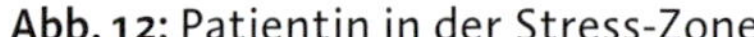

Abb. 12: Patientin in der Stress-Zone

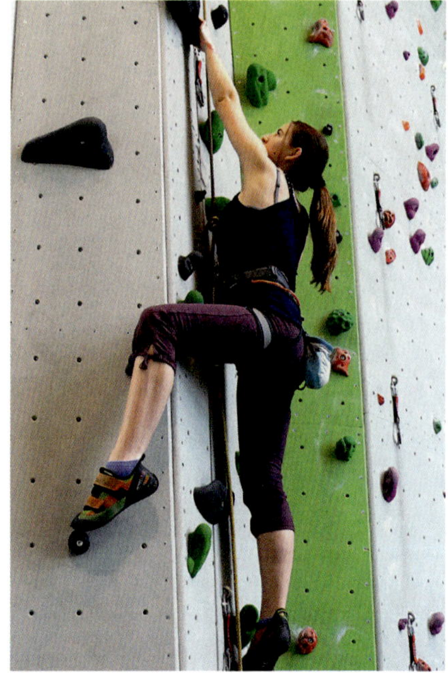

Abb. 13: „Einfrieren"

Aus dem „→ freezing" kann sich der Patient, nach therapeutischer Intervention, nur sehr langsam und mühsam lösen (Abb. 14).

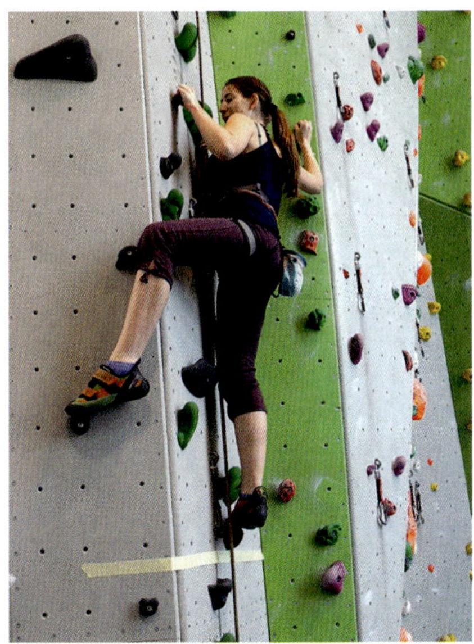

Abb. 14: Patientin presst sich an die Wand

Dem Patienten ist es während der Intervention nicht mehr möglich, Blickkontakt mit dem Therapeuten aufzunehmen. Wird trotzdem das Ziel, sprich der Umlenker erreicht, kann eine unnatürlich angespannte Körperhaltung beim Ablassen beobachtet werden (Kap. 3.2.3).

BEISPIEL

Herr G., 47 Jahre, Diagnose: Phobische Störung. Im Erstkontakt wirkt Herr G. ruhig und etwas einsilbig. Er scheint sich die Erklärung des Klettertherapeuten genau anzuhören und diese auch verstanden zu haben. Die Seilkommandos werden besprochen und die fünfte Expresse als erster Ruhepunkt vereinbart. Als Herr G. losklettert, fällt bereits ein mechanisch-stakkatoartiges Bewegungsmuster auf. Die Atmung wird laut und keuchend. Er blickt weder nach rechts noch nach links und exploriert nicht, sondern zieht und steigt, mit allem was sich ihm anbietet, schnell nach oben. Den Ruhepunkt überklettert er, auf Zuruf des Klettertherapeuten reagiert er nicht. Erst unter dem Hallendach stoppt er und verharrt lange, bis es ihm mühsam gelingt, sich ins Seil zu setzen. Durch den Umgebungslärm ist es nicht möglich, mit ihm verbal zu kommunizieren. Nach dem Ablassen steht er verschwitzt und massiv angespannt da. Er berichtet, bereits ab der dritten Expresse in eine Paniksituation geraten zu sein. Er habe sich gedacht: Jetzt schnell nach oben und schnell wieder runter. Er habe nichts mehr gesehen und gehört. Der

Klettertherapeut erzählt, wie auch er beim Sichern immer angespannter wurde. Ein deutlich kleinschrittiger Übungsaufbau wird vereinbart und durchgeführt.

Es gibt verschiedene Auffassungen, wann „Lernen“, d.h. neues, gesundheitsförderndes Verhalten und dazu dienliche Einsichten, stattfindet. Salopp gesprochen, die „Harten“ unter den Therapeuten meinen, nur in einer Stresssituation mache der Mensch wichtige neue Lernerfahrungen, die Komfort-Zone sei hierzu also völlig ungeeignet.

Diese Haltung kann ich aus Erfahrung und aus lernpsychologischer Sicht nicht teilen. Menschen lernen in der Stress-Zone, irgendwie durchzukommen, zu überleben, ganz egal wie. Hauptsache, das alles möge schnell vorbeigehen („Augen zu und durch“). Allein schon der Adrenalinpegel in dieser Situation verhindert hier bewusstes Erleben und Engrammierung psychologisch sinnvoller Verhaltensweisen. Die Komfort-Zone ist für viele psychisch kranke Menschen sogar der einzige Bereich, in dem neue Erfahrungen mit sich, dem Seilpartner, der Bewegung und neuen Problemlösestrategien gemacht werden können. Dies zu unterschätzen, ist ein Kardinalfehler in der Behandlung psychiatrischer Patienten, denn „Weniger ist mehr“. Man stelle sich hier z.B. einen Schmerzpatienten vor, der angeleitet wird, sich in seiner Komfort-Zone zu bewegen, da nichts verändern zu müssen und die Situation einfach genießen zu dürfen. Eine wertvolle Lernerfahrung. In der Dyskomfort-Zone lernen die Patienten u.a., sich zu regulieren. Die Stress-Zone ist meiner Meinung nach, aus den vorher genannten Gründen, für therapeutisch wichtige Lernerfahrungen ungeeignet.

3.2.4 Loslassen und Ablassen

Das Loslassen, d.h. sich in den Gurt zu setzen, um eine Ruhepause zu machen oder abgelassen zu werden, ist – wie der Einstieg – ein Schlüsselmoment im therapeutischen Klettern. Hat sich der Patient überwunden, in die Wand einzusteigen und, unter mehr oder weniger großen Mühen und Überwindung, etwas Sicherheit beim Klettern aufgebaut, geht es nun darum, diese sichere Position aufzugeben sowie sich Seil und sichernden Therapeuten anzuvertrauen.

Diese Situation des Los- und Ablassens sollte auf jeden Fall zuerst am Boden und dann in geringer Höhe (maximal zwei bis drei Meter über dem Boden) geübt werden.

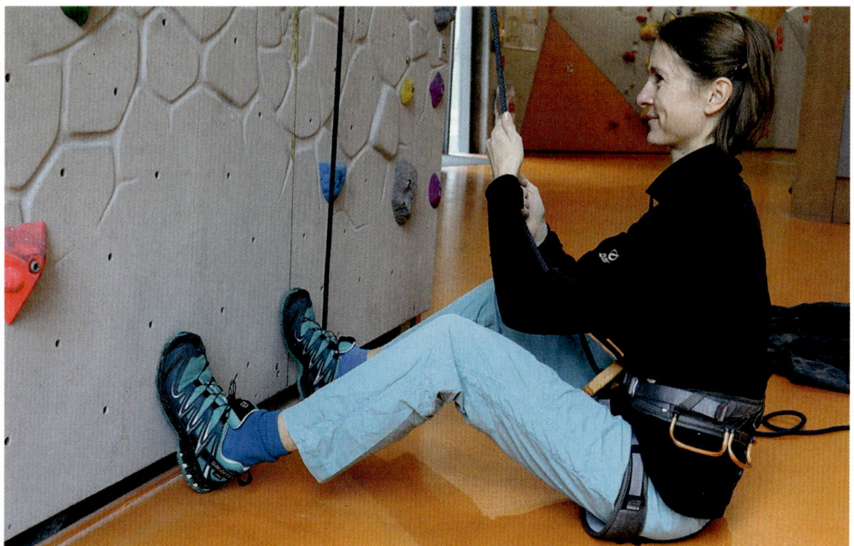

Abb. 15: Abseilübung

Abseilübung: Der schon eingebundene Patient setzt sich auf den Boden, mit den Füßen an die Wand, die Beine leicht angewinkelt. So kann ihm die richtige Körperhaltung erklärt werden, wenn er sich dann in der Höhe ins Seil setzt und abgelassen wird. Mit seinen Händen sollte der Patient ca. 20 bis 40 Zentimeter über dem Anseilknoten oder den Sicherungskarabinern (bei festen Topropeaufbauten) das Seil locker umschließen (Abb. 15).

Danach klettert der Patient an der Wand auf eine Höhe von ca. zwei bis drei Metern über dem Boden. Auch hier gilt: „Weniger ist mehr“: Auf das einfache Kommando „Zu“ setzt sich der Patient langsam ins Seil. Auf Kommando „Ab“ wird er abgelassen. Der Patient wird eingewiesen, die Kommandos laut und deutlich zu sprechen, dabei Blickkontakt aufzunehmen und die Bestätigung des Kommandos durch den Sichernden abzuwarten, bevor er sich ins Seil setzt.

Aus der Körperhaltung des Patienten lässt sich schließen, wie angstbesetzt diese Situation für ihn ist. Sehr häufig wird das Seil mit beiden Händen und fast durchgestreckten Armen fest umklammert, mit dem Oberkörper eine unnatürliche, angespannte Haltung eingenommen, die Füße werden durchgestreckt, bestenfalls berühren die Fußspitzen ein wenig die Wand, oder die Patienten sitzen angsterfüllt, aber äußerlich völlig zusammengesackt im Seil (Abb. 16).

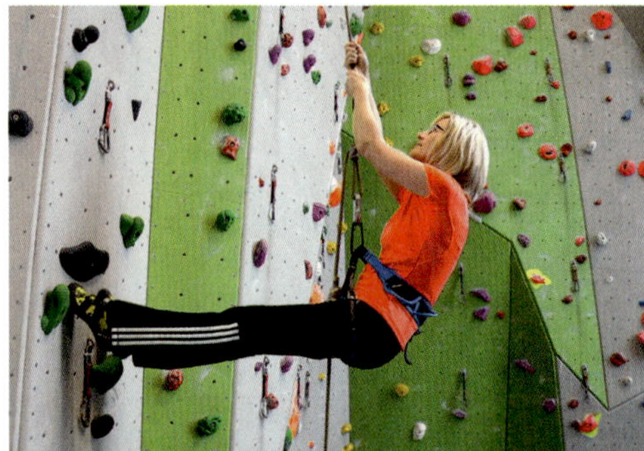
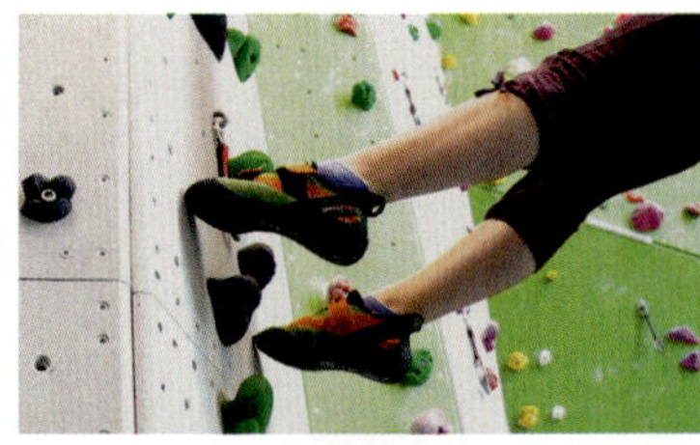
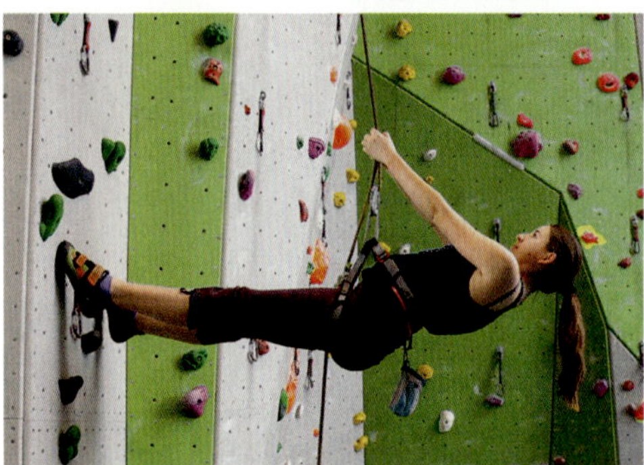
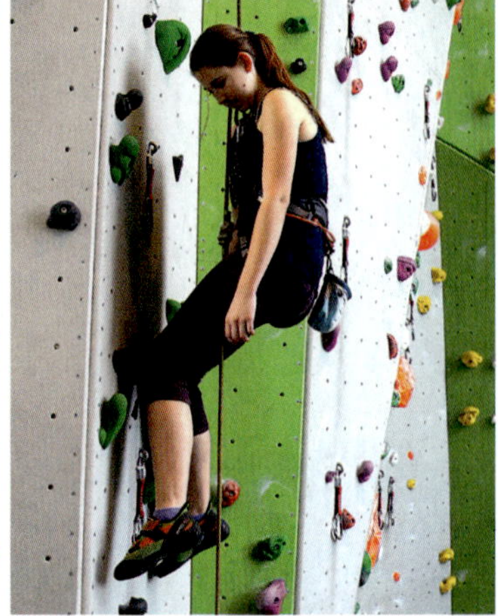

Abb. 16: Massive Anspannung beim Abseilen

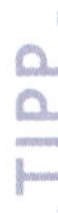

TIPP

Nützliche therapeutische Interventionen sind:

- Den Patienten ansprechen,
- an ruhiges Atmen erinnern,
- ihn leicht im Seil schaukeln lassen und
- ihn ruhig aufzufordern, abwechselnd jede Hand kurz vom Seil zu lösen und den jeweiligen Arm auszuschütteln.

Bei zu großer Anspannung ist es besser, den Patienten abzulassen und einen neuen Versuch zu starten. Bei gutem Kontakt und Befindlichkeit kann der Patient weiterklettern.

BEISPIEL

Frau M., 21 Jahre, Diagnose: Schwere, rezidivierende depressive Episoden. Bereits wenige Meter über dem Boden „friert" sie ein, schafft es kaum, sich von der Wand zu lösen und ins Seil zu setzen. Beim Ablassen umklammert sie mit beiden Händen fest das Seil, beide Beine sind starr durchgestreckt, die Spitzen der großen Zehen stoßen bestenfalls vorsichtig gegen die Wand (als würde sie es kaum wagen, die Wand zu berühren). Durch die genannten Interventionen ist es ihr bereits beim zweiten Kletterversuch möglich, sich deutlich gelassener ins Seil zu setzen. Sie hält sich immer noch sehr am Seil fest, jedoch weniger verkrampft. Beim Ablassen werden die Knie nun leicht angewinkelt, die Zehenballen berühren die Wand.

Der Patient sollte wissen, dass die Halbwertszeit der Stresshormone ca. zwei bis drei Minuten beträgt. D.h. bereits nach kurzer Zeit wird der Patient ein Nachlassen seiner Anspannung feststellen und erlebt hier einen einfachen, aber wirkungsvollen psychologisch-physiologischen Effekt. Diese einfache Möglichkeit der Selbstregulation kann dann auch in andere Lebenssituationen übertragen werden.

Das erste Ablassen sollte immer aus dem Bereich der Komfort-Zone erfolgen.

Besonders Patienten, die zu einer kontinuierlichen Selbstüberforderung neigen (Burn-out-Symptomatik, somatoforme Störungen etc.), tendieren dazu, dem Therapeuten quasi „davonzuklettern" (Abb. 17).

Sie „kleben" dann förmlich am Umlenker unter dem Hallendach und sind kaum noch erreichbar (die Hallen-Akustik tut dazu ihr übriges!). Beim Sichernden macht sich eine zunehmende Anspannung bemerkbar (Abb. 18). Eine positive Lernerfahrung wird unmöglich gemacht. Hier ist die Introspektionsfähigkeit und Selbstachtsamkeit des Therapeuten gefordert, diese Situation schnell zu erkennen und zu verändern. Der Patient lernt am Vorbild!

Natürlich kann eine derartige Stress-Situation nachträglich durchgesprochen und in der nächsten Klettereinheit verändert werden. Im Sinne einer guten therapeutischen Führung sollte dem Patienten jedoch von Beginn an vermittelt werden, dass es hier um Bewegungslust und Bewegungsfreude geht, nicht um das Erreichen eines Ziels um jeden Preis. Es ist beeindruckend, wie beim Ablassen direkt an der Körperhaltung des Patienten abgelesen werden kann, ob sich der Patient noch in seiner Stress- oder bereits wieder in seiner Komfort-Zone

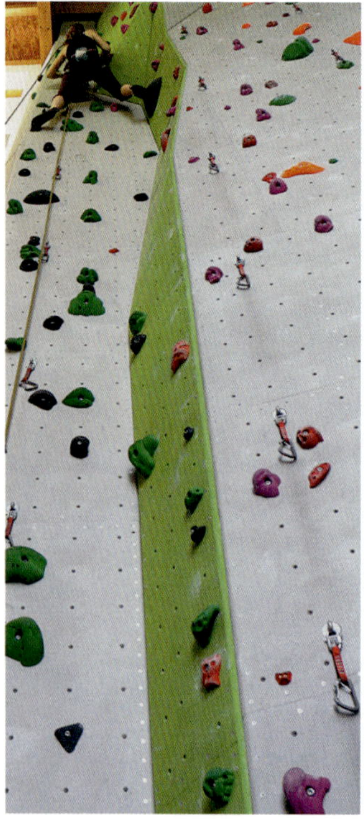

Abb. 17: „Davonklettern“

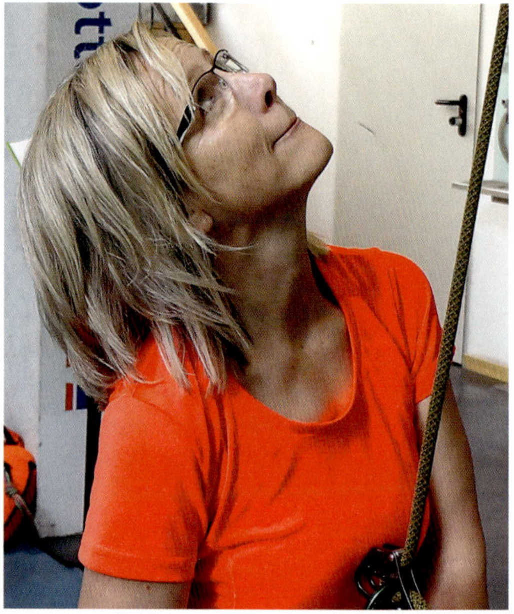

Abb. 18: Angespannte Klettertherapeutin

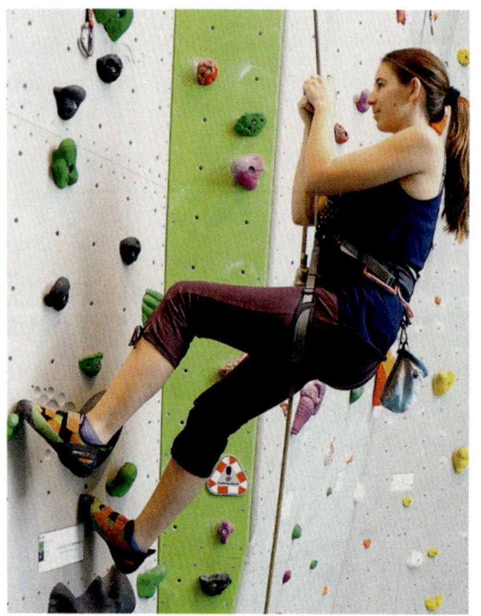

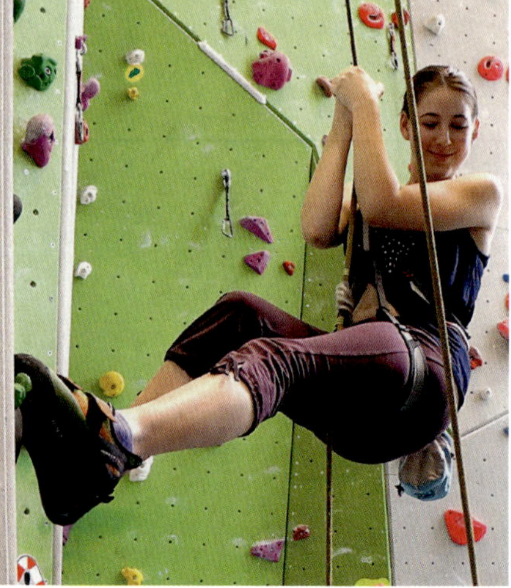

Abb. 19: Entspanntes Abseilen

befindet. Dann lösen sich nämlich alle beschriebenen Anzeichen übergroßer Anspannung auf: Die Füße werden weicher gegen die Wand gesetzt, Hände und Arme entspannen sich, der Patient sitzt in einer natürlichen Haltung im Seil (Abb. 19). Diese Information über das Ausmaß der genannten Zone kann sofort in der nächsten Klettereinheit therapeutisch genutzt werden.

3.2.5 Vorstieg und Sturzübungen („Spezialtraining")

In meinen Ausbildungskursen wird immer wieder diskutiert, ob nicht Vorstiegs- und Sturzübungen prinzipiell in das individuelle, therapeutische Konzept eingearbeitet werden sollten. Die simple Vorstellung ist, wie bereits angesprochen, wenn sich der Patient dazu überwinde und seine Angst besiege, habe er es „geschafft". → Vorstieg und Sturztraining gehörten also zur Abrundung jedes therapeutischen Klettersettings dazu, seien quasi die letzten Stufen eines kompletten Programms.

Eine Sturzübung würde auch wirklich, ähnlich einem Bungee-Sprung, für einen ordentlichen Adrenalin-Kick sorgen. Ob damit ein anhaltender therapeutischer Effekt zu erzielen ist, bezweifle ich sehr. „Weniger ist Mehr" beschreibt erneut sehr gut meine Haltung in dieser Diskussion. Die meisten Patienten, im Einzel-, wie im Gruppensetting, kommen in der Toprope-Situation sehr bald aus ihrer Komfort- in ihre Dyskomfort-Zone. In diesem Bereich klettertherapeutisch zu arbeiten, reicht also in 70 bis 80% der Fälle völlig aus. Während eines stationären Aufenthalts haben Patienten im Schnitt die Möglichkeit, zwei bis sechs Mal an einer therapeutischen Klettereinheit teilzunehmen. Diese dauern im Schnitt zwei bis drei Stunden. Bedenkt man das Verhältnis von maximal vier Patienten pro Therapeut entspricht dies einer „reinen" Kletterzeit von vielleicht 30 bis maximal 45 Minuten pro Patient/Einheit. Als festen Programmpunkt Vorstiegs- und Sturzübungen durchzuführen, würde das Setting überfrachten und die meisten Patienten überfordern. Im ambulanten Einsatz der Klettertherapie reichen nach meiner langjährigen Erfahrungen ebenfalls zwei bis sechs Einheiten völlig aus, um die psychischen Probleme und Symptome des Patienten durch das Medium Klettern aus einer anderen Perspektive anzugehen und zu bearbeiten. Deshalb erschließt sich mir die prinzipielle Notwendigkeit eines umfassenden Klettertrainings mit Vorstieg und Sturzübungen hier ebenfalls nicht.

Sturz- und Vorstiegsübungen können im Einzelfall sinnvoll sein. Wenn es sich z.B. um einen Patienten handelt, der Klettererfahrungen mitbringt oder sehr aufnahmefähig ist und die Interventionen beim Topropeklettern schnell und gut umsetzt. Der Patient sollte mir jedoch gut bekannt, d.h. es sollte ein gutes gegenseitiges Vertrauensverhältnis aufgebaut sein, und ich brauche eine eindeutige, individuelle Begründung, warum Vorstieg- und/oder Sturztraining hilfreich sein könnten (Kap. 5.3). Außerdem muss der Therapeut selber über die entsprechende Ausbildung verfügen, den Vorstieg korrekt zu schulen sowie Sturzübungen beim Topropeklettern unter Einhaltung aller sicherheitsrelevanten Aspekte durchzuführen. Vorstiegssturzübungen sind aus meiner Sicht völlig obsolet und haben im therapeutischen Klettern mit psychisch kranken Menschen nichts zu suchen.

3.3 Feedbacks

Wichtiger Bestandteil der therapeutischen Klettereinheit ist die anschließende, maximal zehnminütige Feedback-Runde. Als Therapeut bin ich immer wieder fasziniert, wie exakt die Teilnehmer ihre ersten Klettererfahrungen, verknüpft mit der eigenen Erkrankung und Biografie, auf den Punkt bringen. Hier soll den Teilnehmern in Form einer kurzen Blitzlicht-Runde die Möglichkeit gegeben werden, persönliche Erfahrungen und Erlebnisse beim Klettern – auf jeden Fall unkommentiert – zu verbalisieren. Sich zu artikulieren und etwas auszusprechen, ist ein wichtiger Schritt, Erlebtes zu engrammieren, d. h. eine dauerhafte Erinnerung daran zu erschaffen.

Aufgabe des Therapeuten ist es hier, bestenfalls positive Erfahrung zu verstärken. Bei negativen Erfahrungen sollte er den Patienten dazu ermuntern, bei der nächsten Klettereinheit selber aufmerksam zu beobachten, wie er diese negativen Erfahrungen vielleicht verändern könnte. Dies ist besonders bei Menschen wichtig, deren aktuelles Erleben nur noch durch schlechte Erfahrungen oder belastende Erinnerungen überlagert wird, die sich selber kaum noch regulieren können/wollen und den Therapeuten in die Pflicht nehmen möchten, ihr Problem für sie zu lösen.

Die in der Feedback-Runde artikulierten Einsichten und Aussagen können ganz hervorragend im späteren psychotherapeutischen Kontext, sei es in der Klinik oder im ambulanten Setting, genutzt werden. Vielfach wurde mir von Klettertherapeuten bestätigt, dass nach den Klettereinheiten die Teilnehmer in therapeutischen Gruppen- oder Einzelsitzungen offener und vertrauensvoller agierten. Auf einmal konnten Konflikte oder Themenbereiche angesprochen und bearbeitet werden, die zu benennen vorher eine große Scheu und Abwehr hervorgerufen haben. Exemplarisch seien einige Patientenäußerungen wortwörtlich zitiert:

- „Ich fühle mich zum ersten Mal in meinem Leben stark." (Missbrauch-Heim)
- „Ich konnte es einfach genießen." (Trauerreaktion nach Unfalltod des Sohnes)

- „Mein ganzer Körper hat sich gut angefühlt." (somat. Schmerzstörung)
- „Ich wusste schon vorher, nach dem Klettern werde ich mich sofort hinlegen. So müde war ich. Jetzt bin ich immer noch richtig wach." (Depression)
- „Ich muss nicht, ich kann." (psychische Erschöpfung bei Arbeitsplatzkonflikt)
- „Ich bin plötzlich abgerutscht und bin ziemlich erschrocken. Sie hat mich gut gesichert. Da hab ich mich in guten Händen gefühlt." (Angststörung)

Alleine diese letzte Äußerung beschreibt hervorragend den Wert einer therapeutischen Klettereinheit. Ist es doch unser Ziel, im Patienten Vertrauen und Sicherheit in uns und unsere Interventionen zu wecken. An der Kletterwand erlebt er diese Sicherheit ganz unmittelbar. Unmittelbarer als während einer gesprächstherapeutischen Behandlung, sei es im stationären oder ambulanten Setting. Die Feedbackrunde der letzten klettertherapeutischen Einheit ist von Seiten der Patienten und der Therapeuten oft von etwas Wehmut und Trennungsschmerz geprägt. Hier sollte besonders Wert darauf gelegt werden, das Erreichte noch einmal zu unterstreichen und Ausblicke zu eröffnen.

TIPP

Ein Abschlussritual, dass sich in dieser Situation anbietet, wäre, sich nach dem letzten Feedback im Stehen an den Händen zu fassen und zuerst ganz laut „Und Tschüss!" oder „Auf Wiedersehen!" zu rufen, dann etwas leiser und beim dritten Mal quasi im Chor geflüstert.

4 Fallstricke

Der Patient wird überfordert. Der Therapeut verfolgt, aus gut gemeinten Idealismus oder dem eigenen Haften an unverrückbaren psychologischen Grundwahrheiten, unreflektiert sein eigenes therapeutisches Ziel für den Patienten. So treibt er den Patienten in eine Überlastungssituation oder unterstützt unbewusst dessen unrealistische Zielsetzungen. Hier hört man Aussagen, auch von erfahrenen Therapeuten, wie: „Nur in Stresssituationen lernt der Mensch wirklich etwas.", „Der (Patient) muss jetzt mal einfach seine Angst überwinden, dann hat er es geschafft." oder „Spitze, die Route haben Sie geknackt, auch wenn es verdammt wehgetan hat."

Spezialtraining. Auch ist es bereits vorgekommen, dass Therapeuten neue Patienten ohne Klettererfahrung anleiteten, sich gegenseitig zu sichern. Man kann natürlich spekulieren, das gegenseitige Sichern trage zu einem größeren Vertrauen zwischen den Patienten bei. Beobachtet man jedoch eine derartige Situation, wird schnell klar, wie unsicher die Patienten sind und wie angespannt der Therapeut ist. Dieses Spezialtraining wirkt also, pauschal eingesetzt, kontraproduktiv und sollte nur bei einer länger laufenden Klettergruppe oder in gut begründbaren Situationen durchgeführt werden. Genauso verhält es sich mit dem „therapeutischen Tool", sich als Therapeut vom Patienten sichern zu lassen. Als Kletterer brauche ich Vertrauen in meinen Sicherungspartner. Viele kennen die Situation, mit einem Anfänger oder einem noch wenig bekannten Kletterpartner an der Wand zu stehen. Ich fühle mich dann beim Klettern angespannt, unwohl, vielleicht wirklich verunsichert. Ich versuche selber, „safe" zu bleiben, mache deswegen nur eine sehr einfache Route, blicke immer wieder nach unten, was der Sichernde da so macht, setze mich furchtsam ins Seil und bin erleichtert, wieder heil unten angekommen zu sein.

Übertragen auf die therapeutische Situation bedeutet dies, dass der Patient spürt, wie ich mich fühle. Ich kann noch so wohlmeinend verbal artikulieren, mich vertrauensvoll in seine Hände zu begeben – der Patient wird trotzdem merken, dass ich vorsichtig und angespannt klettere. Vertrauen sieht anders aus, fühlt sich anders an. Man stelle sich zusätzlich vor, die anderen Gruppenmitglieder schauen dem sichernden Patienten sorgfältig auf die Finger und beobachten den Therapeuten sehr genau bei dieser Aktion. Wie soll so ein positiver therapeutischer Effekt erzielt werden? Bin ich sehr oft im Einzelsetting mit einem Patienten an der Wand gewesen und ist die Therapie weitgehend beendet, entsteht vielleicht wirklich die Möglichkeit sich gegenseitig zu sichern. Dann ist eine Seilpartnerschaft entstanden und dies könnte dann den Schlusspunkt des therapeutischen Vorgehens bedeuten.

Der Patient übernimmt die Führung. Der Therapeut wird zum „Sicherungs-Bunny“ und versäumt es, je nach Erkrankungsbild, dem Patienten Aufgaben anzubieten und dessen Selbstachtsamkeit zu stärken. Er unterstützt also eingespielte, der Gesundheit abträgliche Verhaltensweisen des Patienten.

BEISPIEL

Frau N., 42 Jahre, Mutter von vier Kindern und Geschäftsführerin im elterlichen Betrieb, in stationärer Behandlung wegen eines psychischen Erschöpfungssyndroms („Burn-out“). Sie wird vom Leiter der Bewegungstherapie gesichert. Bei fast jedem Zug gibt sie ihm genaueste Anweisung, wie er zu sichern habe: „Ich greife jetzt etwas weiter nach links oben, da brauche ich etwas mehr Seil. Nein, das fühlt sich jetzt zu locker an, bitte wieder etwas fester. Das ist gut. Jetzt stehe ich, jetzt kann es noch fester sein. Nein, das ist zu fest, so komme ich gar nicht mehr weiter …“, usw. Sie lässt vereinbarte Ruhepunkte aus, überfordert sich selber und verausgabt sich. Sie ignoriert das Angebot des Klettertherapeuten, sich ins Seil zu setzen und Pause zu machen. Das schaffe sie schon (!). In der therapeuteninternen Nachbesprechung sagt der Klettertherapeut, er habe sich wie ein kleiner Angestellter gefühlt und sich von der Direktheit und Vielzahl der Anweisungen von Seiten der Patientin überrumpeln lassen. Da habe er kapituliert. Im stationären Setting wird die Thematik mit der Patientin angesprochen. Auf der kognitiven Ebene ist ihr die Dynamik – Kontrollverhalten, Perfektionismus, psychische und körperliche Erschöpfung – bewusst zu machen. In der weiteren Klettertherapie wird der Patientin empfohlen, in der Komfort-Zone zu bleiben und auf ihre innerliche Befindlichkeit zu achten. Auch wenn sie es nicht schaffen sollte, Ruhepunkte einzuhalten, gilt es für die Patientin erst einmal, die eigene Wahrnehmungsfähigkeit für sich und ihre Grenzen zu schulen, ohne andere Menschen dafür „einzuspannen“.

Permanentes Loben. Hier hört man Klettertherapeuten fast jeden Zug des Patienten mit „Spitze!“, „Gut gemacht!“, „Toll!“ usw. kommentieren. Nach dem Ablassen wird der Patient betont und kumpelhaft abgeklatscht. Psychisch kranke Menschen – und insbesondere Kinder – haben absolut feine Antennen. Sie

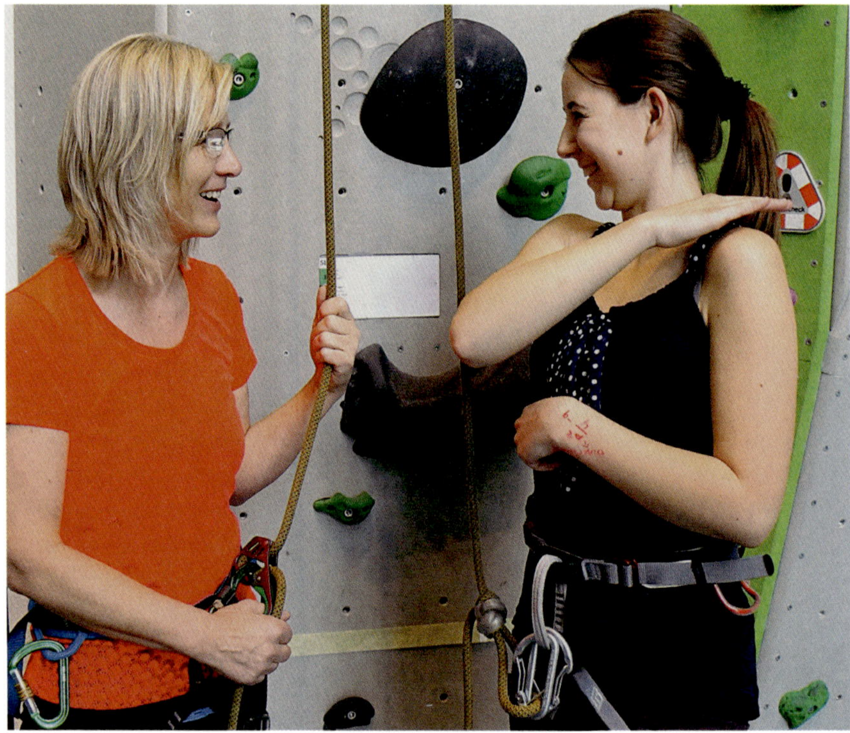

Abb. 20: Authentisches Loben wirkt!

spüren, ob man authentisch (Abb. 20) oder automatisiert lobt. Permanentes Loben – weil der Therapeut meint, alles müsse positiv verstärkt werden, was der Patient irgendwie macht und schafft – ist unwirksam!

Fehlende therapeutische Distanz. Jeder Therapeut sollte für sich und vor Beginn der Klettereinheit bestimmen, wie er vom Patienten angesprochen werden möchte. Das „Du" ist möglich, Anrede mit dem Vornamen und „Sie" genauso wie „Herr…" oder „Frau…". Dies sollte gut überlegt und vom Therapeuten ehrlich festgelegt werden. Faustformeln sind kontraproduktiv („Beim Klettern sind wir immer beim‚Du'…", „Vergessen Sie in der Halle einfach Ihren Klinikalltag, wir wollen zusammen Spaß haben, das ist hier am wichtigsten.").

BEISPIEL

Herr H., 31 Jahre, Diagnose: Somatoforme Störung. Er trainiert ehrenamtlich eine Jugendfußballmannschaft und betont, wie sehr er sich auf etwas Sportliches freue. Sport sei sein Leben. Er habe sich die Kletterhalle schon im Internet angeschaut und zwei Routen ausgesucht, da wolle er ganz nach oben. Der Klettertherapeut, etwa gleich alt, lässt sich schnell auf ein vordergründig vertrautes „Miteinander" ein und gibt dem Patienten viele technische Tipps, wie er die Routen am besten bewältigen könne. Herr H. „scheitert" und erscheint wegen plötzlich auftretendem Herzrasen und Kopfschmerzen nicht zum zweiten Hallentermin.

Klettern in der Therapie ist Teilhabe am „normalen" Leben. Therapeutisches Klettern bedeutet, dies im therapeutischen Kontext zu nutzen. Ein kumpelhaft-anbiederndes Verhalten und so zu tun, als sei man jederzeit auf „Augenhöhe", schadet dem erkrankten Menschen. Der Therapeut ist der Profi, der mit dem Patienten an der Kletterwand individuelle, gesundheitsfördernde Strategien und Aufgaben erarbeitet. Er ist das stabilisierende Hilfs-Ich des seelisch belasteten Menschen, nicht der „Kletterkumpel".

Humorverlust, d.h. mangelnde Selbstachtsamkeit. Kranke Menschen sind in ihrer psychischen und körperlichen Gestimmtheit ernst zu nehmen. Das versteht sich von selbst. Therapeuten, egal ob aus dem psychischen oder somatischen Bereich, die sich jedoch Schmerz und Leid des Patienten zu Eigen machen, verstärken die Symptome des Patienten und treiben Raubbau mit den eigenen Kräften, die sie in der Therapie benötigen. Lachen hilft. Hoffnung, Liebe, Freude und Entspannung sind wirksame Heilmittel. Hier sei auf die bahnbrechende Arbeit von MD Patch Adams (Adams 1999) verwiesen. Als Therapeut bin ich gefordert, auf mich zu achten:

- Verfalle ich in der Klettersituation plötzlich in einen angespannten Zustand?
- Geht mir der Patient auf die Nerven?
- Fühle ich mich provoziert, nicht ernst genommen oder entwertet?
- Habe ich meinen Humor verloren?

Das kann ich dem Patienten gegenüber verbalisieren. Wichtiger ist jedoch, selbst nach kleinen Veränderungsmöglichkeiten der bedrückenden Situation zu suchen, um meine emotionale Verfassung wieder zu verbessern – denn: Patienten lernen am Vorbild!

5 Klettern bei psychiatrischen Krankheits- und Störungsbildern

Psychische Erkrankungen haben vielschichtige Ursachen. Das bio-psycho-soziale Modell ist hierfür die allgemein anerkannte und grundlegende Lehrmeinung. Eine Erkrankung wird also durch Störungen auf neurobiologischer, psychologischer und sozialer Ebene (Kindheit- und Jugend; schwere, lebensgeschichtliche Belastungen; traumatische Ereignisse etc.) ausgelöst. Eine erfolgreiche Therapie müsste deshalb immer diese drei Ebenen berücksichtigen, was par excellence in der Klettertherapie möglich ist. Jede psychische Krankheit hat spezifische Symptomkonstellationen, aber viele Überschneidungspunkte. Das bedeutet, psychische Erkrankungen betreffen das Gefühlsleben, die kognitiven Fähigkeiten, die Körperwahrnehmung, das Ich-Erleben und das soziale Agieren des betroffenen Menschen in einem krankheitsspezifischen und individuellen Ausprägungsgrad. Es ist unabdingbar, dass der Therapeut erkennt, welche Kombination von Symptomen, mit welchen Schwerpunktbildungen bei seinem Patienten im Vordergrund stehen. Von Klettereinheit zu Klettereinheit können verschiedene Symptome in den Vordergrund rücken und sollten dann entsprechend bearbeitet werden.

ICD-10 und DSM-5

Die Diagnose einer bestimmten psychischen Erkrankung wird im deutschsprachigen Raum hauptsächlich auf Grundlage der *ICD-10, Kapitel V* gestellt. In geringerem Maße wird im deutschen Sprachraum das *DSM, 5. Version,* verwendet. Dieses „Diagnostic and Statistic Manual“ wird von der amerikanischen Fachgesellschaft für Psychiatrie herausgegeben. Die ICD (International Classification of Diseases) wird von der Weltgesundheitsorganisation (WHO) herausgegeben und stellt eine quasi weltweite Übereinkunft psychiatrischer Fachgesellschaften und Fachleuten zur Diagnosestellung für Forschung und Praxis dar.

In der ICD finden sich zu jeder psychischen Erkrankung eine Auflistung entsprechender Krankheitssymptome, diagnostischer Leitlinien und Ausschlusskriterien, die zur letztlichen Diagnosestellung herangezogen werden müssen. Zur Abrechnung mit den Krankenkassen in Deutschland wird eine Diagnosestellung nach ICD gefordert. Aus diesem Grund beziehe ich mich bei den folgenden Ausführungen zu psychiatrischen Krankheitsbildern auf die ICD-10 (Dilling et al. 2016). Die ICD-10 ist ein hochdifferenzierter Codierungs- und Diagnoseschlüssel. In diesem Kapitel werden auszugsweise und zusammengefasst die wichtigsten Krankheitsbilder in der Relevanz zum therapeutischen Klettern beschrieben.

5.1 Phobien und Angststörung

Wesentliche Diagnosekriterien nach ICD-10, auszugsweise:

- Bei den Phobien wird Angst ausschließlich oder überwiegend durch eindeutig definierte, im Allgemeinen ungefährliche Situationen oder Objekte hervorgerufen.
- Diese Situationen oder Objekte werden charakteristisch gemieden oder voller Angst ertragen.
- Befürchtungen des Patienten können sich auf Einzelsymptome wie Herzklopfen oder Schwächegefühl beziehen und treten häufig mit sekundären Ängsten vor dem Sterben, Kontrollverlust oder dem Gefühl, wahnsinnig zu werden, auf.
- Allein die Vorstellung, dass die phobische Situation eintreten könnte, erzeugt Erwartungsangst.
- Die Angststörung bezeichnet eine nicht auf bestimmte Umgebungssituationen begrenzte Angst.

Diese Störungsbilder sind gekennzeichnet durch ein zunehmendes Vermeidungsverhalten, das sich immer mehr auch auf ursprünglich neutrale Situationen ausbreitet und den Handlungs- und Erlebnisspielraum des Betroffenen einengt. Es kommt zu sozialem Rückzug mit Gefährdung des Arbeitsplatzes. Furcht (vor Kontrollverlust), übergroße Besorgtheit und Hilflosigkeitserleben/-überzeugung stehen im Zentrum des emotionalen Erlebens. Übergroße Besorgtheit (bis hin zu Angstattacken) löst beim betroffenen Menschen die negative Gedankenspirale aus, angstmachende Situationen niemals mit eigenen Kräften bewältigen zu können. Dieses Negativdenken führt wiederum zu einer Verstärkung der Besorgtheit und Erwartungsangst. Die letzte Steigerung ist dann die „Angst vor der Angst“. Therapeutisches Klettern ist eine hervorragende

Methode, dem Patienten wieder in praxi Vertrauen in seine Fähigkeit, angstmachende Situationen zu lösen, zu vermitteln.

TIPP

Vor jeder therapeutischen Klettereinheit sollte das aktuelle, individuelle Angstniveau subjektiv skaliert werden. Der Patient soll seine Angst auf einer Skala zwischen 0 (angstfrei) und 10 (stärkste bisher bekannte, maximale Angstattacke) einstufen. Diese Skalierung sollte in der Feedback-Runde wiederholt werden. Selbst kleine Verbesserungen (1 Punkt auf der Skala) werden vom Patienten als sehr wertvoll wahrgenommen. Dies bedeutet, er ist seiner Angst nicht mehr völlig hilflos ausgeliefert.

Angst bedeutet Enge bis hin zur körperlichen Lähmung (das „freezing" an der Wand = Schreckstarre). Wenn der Patient durch die in Kapitel 4 beschriebenen Strategien an der Wand – also unmittelbar in der angstbesetzten Situation – erlebt, wie die Lähmung weicht, und er wieder handlungsfähig wird, ist ein Transfer auf andere angstmachende Situationen möglich.

BEISPIEL

Herr F., 42 Jahre, Journalist, verheiratet, zwei Kinder. Nach Übernahme einer leitenden Funktion, während der Fertigstellung des Eigenheims, verbunden mit einer deutlich verlängerten Fahrzeit zur Arbeit (90 Minuten einfache Fahrt), kam es zur Ausbildung massiver Angst- und Panikattacken. Herr F. war kaum noch in der Lage, an Redaktionssitzungen teilzunehmen, auch Autofahrten mussten durch plötzlich auftretende Angstattacken unterbrochen werden. Zusätzlich kam es zu schweren Schlafstörungen mit mehrmaligem nächtlichen Erwachen. Herr F. schreckte aus dem Schlaf hoch, verschiedene Horrorszenarien über mögliche Katastrophen im Job oder beim Hausbau gingen ihm nicht mehr aus dem Kopf, und verhinderten ein erneutes Einschlafen und die nächtliche Regeneration. Dadurch kam es zu einer vermehrten Tagesmüdigkeit, Abgeschlagenheit, Nervosität und zunehmender Anfälligkeit für Panikattacken. Nach einer ersten Stabilisierung durch verhaltenstherapeutische Interventionen, einem → Angst- und Panikmonitoring, dem Erlernen eines → Tiefenentspannungsverfahrens und einer medikamentösen Begleittherapie wurden vier therapeutische Klettereinheiten durchgeführt. Bereits beim Einstieg kam es zu einer Panikattacke mit körperlicher Anspannung und Schweißausbruch. Deshalb wurde viel auf Schaukeln im Seil, kleine, definierte Schritte und Ruhepausen mit bewusstem Atmen, gute Kommunikation und Schulung der Selbstwahrnehmung geachtet. Das Bewältigen einer Route, d.h. das Erreichen des Umlenkers, wurde während der ersten beiden Klettereinheiten als Ziel ausgeklammert. Als Prämisse wurde Freude an der Bewegung und an den verschiedenen Aufgaben ausgegeben. Herr F. konnte in praxi üben, selbstgesteckte Ziele durch bewältigbare Teilschritte zu erreichen. Im Vordergrund stand die Schulung der Selbstwahrnehmung: zu spüren, wenn das Anspannungsniveau stieg, dann Ruhepausen einzulegen und das Nachlassen des Stresspegels ganz körperlich zu erleben. Den Nutzen des therapeutischen Kletterns fasste Herr F. in eigenen Worten zusammen: „Früher war es so, die Angst kam wie eine große Welle, der ich hilflos ausgeliefert war. Jetzt habe ich gelernt, mich auf mich selbst zu konzentrieren und diese Angstattacke zu bewältigen. Außerdem merke ich nun schon, wenn die Welle anfängt, sich aufzubauen, und kann früher und bewusster gegensteuern. Ich delegiere jetzt viel mehr, meine nicht mehr, alles selber machen zu müssen und bin von der Leitungsaufgabe zurückgetreten. Das bringt viel mehr Lebensqualität."

! Klettern macht Angst. Zu lernen, sich einer angstbesetzten Situation schrittweise anzunähern, diese in kleine, zu bewältigende Abschnitte (Einteilung der Route) zerlegen zu können, zusätzlich verstärkt durch das Erleben und Aussprechen von Ängsten anderer Gruppenteilnehmer, vermindert die sonst so unüberwindlich scheinende Angst oder bringt diese sogar ganz zum Verschwinden.

5.2 Depression / Burn-out

Im ICD-10 findet sich unter den Ziffern F32.0 bis 32.3 die Auflistung einer Vielzahl von Symptomen, die je nach Häufigkeit und Kombination zur Diagnose einer leichten, mittelgradigen oder schweren depressiven Episode führen können. Zusätzlich gibt die ICD-10 noch Kriterien vor, die rezidivierende depressive Episoden, eine anhaltende depressive Verstimmung (Dysthymie) oder eine Depression im Rahmen einer bipolaren Störung definieren. Diese Unterscheidungen sind jedoch für die klettertherapeutische Intervention nicht relevant und können in entsprechenden Fachlehrbüchern nachgelesen werden.

Wesentliche Diagnosekriterien nach ICD-10, auszugsweise:

- Permanente körperliche wie seelische Erschöpfung,
- Antriebsverminderung,
- Früherwachen,
- Gewichtszu- oder -abnahme,
- Morgentief,
- deutlicher Libidoverlust,
- Frustrationserleben,
- Freudlosigkeit,
- sozialer Rückzug,
- Grübelneigung,
- massive Selbstzweifel,
- negatives Denken,
- unbegründete Selbstvorwürfe,
- psychomotorische Hemmung oder Agitiertheit,
- verminderte kognitive Fähigkeiten und
- wiederkehrende Gedanken an den Tod oder das Sterben.

In der Klettertherapie fallen diese Patienten durch absolut negative „self-fulfilling-prophecies“ auf: Sie stehen vor der Wand und betonen, wie schwer das aussieht, wie schlecht sie sich heute fühlen, dass sie das alles hier gar nicht schaffen werden. Burn-out-Patienten sind von der Anerkennung anderer abhängig, egal ob im Beruf und/oder in der Familie/im Freundeskreis. Sie tun viel, um zu gefallen und ob ihrer Leistung Wertschätzung zu erfahren (Kap. 3.4, Fallbeispiel „Frau N.“). Beim therapeutischen Klettern geht es um das eigene, persönliche Wohlgefühl ohne Beurteilung von außen. „Ich kann, ich muss nicht!“ wäre hier ein wichtiges Interventionsziel.

„Burn-out“ ist fachlich streng genommen keine Diagnose, sondern eine Zustandsbeschreibung. Im deutschen Sprachraum wird „Burn-out“ jedoch unter der Erschöpfungsdepression subsummiert, und das hat erheblich zur Entstigmatisierung und gesellschaftlicher Akzeptanz psychischer Erkrankungen beigetragen. So hat es die nicht immer korrekte Diagnosestellung eines „Burn-out“ vielen depressiven Menschen leichter gemacht, sich in ärztlich-psychologische Behandlung zu begeben.

Menschen mit einer chronischen Depression betonen ihre Hilflosigkeit und die damit verbundene erzwungene Passivität. Aber niemand kann „geklettert“ werden! Klettern ist also ein hervorragendes Mittel, diese Patienten wieder

Selbstwirksamkeit spüren zu lassen und einen angenehmen Aktivitätszustand zu erreichen („Es ging so leicht, leichter als ich dachte.").

TIPP

Es ist wichtig, den negativen Gefühlen zuerst Raum zu geben. Depressionspatienten haben gelernt, diese Gefühle zu unterdrücken. Dann aber sollten die Patienten von den Therapeuten motiviert werden, in die Route einzusteigen. Dabei gilt wieder: „Weniger ist Mehr" – d. h., die Patienten knapp über dem Boden schaukeln zu lassen. In der Route sollen sie von Zug zu Zug, von Tritt zu Tritt denken, weniger an das von unten schier unerreichbare Ziel unter der Hallendecke.

Die „Magie" des therapeutischen Kletterns könnte besonders bei Depressionspatienten in der Aufrichtebewegung liegen. Depression bedrückt, unterdrückt, zerdrückt (Kap. 3.2.4, Fallbeispiel „Frau M."). Ein Patient beschrieb die Depression als lange, schwarze, unheimlich schwere Kutte, die jede Bewegung zur Anstrengung werden lässt, und die einen gnadenlos nach unten zieht.

Klettern heißt, sich festzuhalten, dann beide oder ein Knie durchzudrücken, sich aufzurichten und auf die Beine zu kommen. Der Kopf hebt sich, der nächste Griff kann anvisiert werden. Das ist der Grund, warum z. B. kleine Kinder jede erdenkliche Möglichkeit nutzen, sich hochzuziehen. So lernen sie laufen, so erweitern sie ihren Horizont. Depression bringt den Horizont zum Verschwinden, der Blick ist auf den Boden gerichtet. Sich aufzurichten, den Kopf zu heben und aufzublicken ist also ein anti-depressiver Bewegungsvorgang par excellence.

Auf kognitiver Ebene leiden Depressionspatienten oft unter Vergesslichkeit und Konzentrationsstörungen. Es ist beeindruckend, wie Patienten berichten, in der Route einen klaren Kopf zu bekommen und sich immer besser auf das Klettern konzentrieren zu können.

Die Depression hat viele Gesichter! Umso größer ist die Verantwortung des Klettertherapeuten, den individuellen Symptomkomplex bei seinem Patienten zu erkennen und eine adäquate Intervention an der Wand aufzubauen.

5.3 Zwangserkrankungen

In der ICD-10 (F.42) wird die Zwangserkrankung wie folgt unterteilt:
- vorwiegend Zwangsgedanken oder Grübelzwang
- vorwiegend Zwangshandlungen (Zwangsrituale)
- Zwangsgedanken und Zwangshandlungen, gemischt

Die Symptomatik sollte an den meisten Tagen über einen Zeitraum von mindestens zwei Wochen bestehen. Die Zwangssymptomatik wird als etwas Eigenes, Unangenehmes, Übertriebenes, Unsinniges angesehen und empfunden, nicht als von anderen Personen oder Einflüssen eingegeben. Es wird versucht, Widerstand zu leisten. Die Ausführung eines Zwangsgedankens oder einer -handlung ist für sich genommen nicht angenehm. Die Symptomatik beeinträchtigt die individuelle Leistungsfähigkeit und das soziale Leben. Die Zwangserkrankung kann als Sonderform der Depressionserkrankung verstanden werden. Sie kann zusätzliche depressive Symptome auslösen, jedoch kann eine Depression auch ausgeprägte, den Betroffenen völlig lähmende Grübelzwänge verursachen.

Grundlegende Therapiebausteine sind das Erlernen eines Tiefenentspannungsverfahrens, je nach Schweregrad eine adäquate Medikation, die Analyse und Aufarbeitung zwangsverstärkender und -vermindernder Situationen und → persönlichkeitsimanenter Faktoren, Sport- und insbesondere Klettertherapie.

BEISPIEL

Herr J., Student, 23 Jahre, leidet unter Kontrollzwängen und Zwangsgedanken. Bevor er die Wohnung verlässt, kontrolliert er mehrfach, ob der Elektroherd und das Licht ausgeschaltet sind. In zusätzlich belasteten Lebensphasen (Prüfungen an der Uni, Trennung von der Freundin) kann er seine Wohnung kaum noch verlassen, da er z.B. immer wieder an den Herd zurückkehrt, diesen sogar wieder einschaltet, wartet, bis sich eine Platte erwärmt, diese dann wieder abschaltet, wartet, bis diese ganz kalt ist, um sich so absolut sicher zu sein, dass der Herd wirklich ausgeschaltet ist. Außerdem quälen ihn Zwangsgedanken, an schweren Krankheiten zu leiden, bald sterben zu müssen oder sich durch eine falsche Medikamenteneinnahme selber massiv zu schädigen. In der tiefenpsychologisch und verhaltenstherapeutisch orientierten Psychotherapie treten ein hohes Leistungs- und Perfektionsideal zu Tage. Die an einer Depression leidende Mutter habe auf perfekte Sauberkeit und hervorragende schulische Leistungen Wert gelegt. Wichtige Therapiebestandteile sind die Einnahme eines angst- und spannungslösenden Antidepressivums, das Erlernen eines Tiefenentspannungsverfahren und, nach Erarbeitung eines Verständnis für die Krankheitsursachen, die Entwicklung lebensverändernder Maßnahmen zum Abbau der eigenen Perfektionsbestrebungen und einem spielerischen, humorvollen Umgang mit auftretenden Zwangshandlungen. Bereits nach acht Wochen hat sich die Symptomatik bei Herrn J. um ca. 50% reduziert. Die Indikation zu einer zusätzlichen klettertherapeutischen Intervention stellt sich, als Herr J. erzählt, ganz knapp einer fast lebensbedrohlichen Situation als Fahrradfahrer entronnen zu sein. Danach habe er die zwanghaften Gedanken, schwer krank zu werden und bald sterben zu müssen, viel besser relativieren können. Er könne nun deutlicher unterscheiden, was eine reale Relevanz habe und was sich quasi als „Kopfkino" in ihm abspiele. Herr J. ist unsicher, ob ihm eine klettertherapeutische Einheit helfen könne. Er war mit Freunden bereits beim Bouldern und hatte Erfahrungen im Nachstieg in leichten Schwierigkeitsgraden (Stufe 4 bis 5). Beim Bouldern und → Toprope-Klettern zeigten sich weitgehend geschmeidige Bewegungsabläufe, erst gegen Ende der jeweiligen Route kam Herr J. in seine Dyskomfort-, bei etwas schwierigeren Routen in seine Stress-Zone. Es wurde vereinbart, Herr J. solle absolut in seiner Komfort-Zone klettern, bei den geringsten Anzeichen von innerer Anspannung Pausen einlegen, Stresshormone quasi abatmen, sich etwas ablassen und den Abschnitt erst weiterklettern, wenn er sich völlig entspannt fühle. Anhand seines Bewegungsmusters waren keine ausgeprägten Auffälligkeiten festzustellen, der Kontakt war jederzeit gut. Herr J. formulierte nach der ersten Klettereinheit den Wunsch, an der Wand weiterzuarbeiten. Bereits in der dritten Kletterstunde begann Herr J. mit Vorstiegsübungen, die sein Stressniveau schnell und erheblich steigerten. Die prinzipielle Intervention, immer so schnell wie möglich in die Komfort-Zone zurückzukehren, wurde beibehalten (sehr einfache Routenauswahl, Pausen, zwischenzeitliches Ablassen und Toprope-Klettern einer einfachen Route, um vom Kopf wieder in den Körper zu kommen). Zur fünften Klettereinheit besprach ich mit Herrn J. die Möglichkeit einer Toprope-Sturzübung, die sich in diesem speziellen Fall anbot. Er war einverstanden, wurde entsprechend eingewiesen, die erste Toprope-Sturzübung durchgeführt. Es ist wichtig, die erste Sturzübung nur mit wenig Schlappseil durchzuführen (zwei bis drei Meter), damit der Patient nur kurz fällt und sich an dieses, für jeden höchst unangenehme Gefühl, adaptieren kann. Nach der Sturzübung berichtet Herr J., ein ähnliches Gefühl, wie nach dem Beinahe-Fahrradunfall gehabt zu haben. Als der erste Schreck verflogen war, stellte sich ein angenehmes Gefühl von Freiheit ein – Handlungs-Freiheit. D.h. er hat seine üblichen

Grundängste ganz bewusst relativieren und in den Hintergrund schieben können. Die Übung wurde mit mehr Schlappseil drei bis viermal durchgeführt. Der letzte Sturz mit wenig Schlappseil, wie anfangs, wiederholt.

Die Sturzübungen wurden für Herrn J. zu einer aktiven Bewältigungsstrategie, um irreale Ängste und Zwangsgedanken zu vermindern. Herr J. klettert inzwischen regelmäßig privat. Durch die kombinierten Therapiemaßnahmen hat sich die Zwangserkrankung deutlich vermindert, Herr J. kann Verschlechterungen aktiv entgegenarbeiten und die Erkrankung als eine Art „zwanghaften" Persönlichkeitszug integrieren.

5.4 Psychosomatische Störungen

Wesentliche Diagnosekriterien nach ICD-10, auszugsweise:

- Die wiederholte Darbietung körperlicher Symptome in Verbindung mit der hartnäckigen Forderung nach medizinischen Untersuchungen trotz wiederholter negativer Ergebnisse.
- Sind körperliche Symptome vorhanden, dann erklären sie nicht die Art und Ausmaß der Symptome oder das Leiden und die innerliche Beteiligung des Patienten.
- Der Patient widersetzt sich gewöhnlich den Versuchen, die Möglichkeit einer psychischen Verursachung zu diskutieren.

Diesen Patienten ist ihr eigener Körper fremd oder sogar Feind geworden. Sie leiden an organisch nicht erklärbarem Herzrasen, Herzschmerzen, Druckgefühl auf der Brust, Kloßgefühl im Hals, Magenschmerzen, Kopfschmerzen, Rückenschmerzen, Schwindelattacken, Übelkeitsanfällen usw. Diese Störungen sind durch verbale Interventionen, also durch klassische Psychotherapieverfahren, kaum zu behandeln. Der Patient ist überzeugt, an einer organischen Erkrankung zu leiden, er spürt das ja. Wieso soll das psychologisch verursacht sein, was soll da eine Psychotherapie helfen? Diese Patienten haben meist eine lange Leidensgeschichte mit umfangreicher medizinischer Diagnostik und vergeblichen Operationen hinter sich.

In der Klettertherapie fallen sie durch einen großen Ehrgeiz auf. Die Route bis zum Umlenker durchzusteigen, ist das Ziel. Nur am Erreichen des Zieles werden persönlicher Erfolg und das vordergründige Wohlergehen festgemacht. Der Körper hat zu funktionieren, um das gesteckte Ziel zu erreichen. Die Patienten klettern im Tunnel. Sie steigen in die Route ein, sehen weder nach links, noch nach rechts, die Kletterbewegung ist durchgehend angestrengt. Als Therapeut verliert man blitzschnell die Führung und ist nur noch damit beschäftigt, schnell genug Seil auszugeben. Die Patienten klettern ihm bis quasi durch die Hallendecke davon (Kap. 3.2.4, Abb. 17). Sie selbst sind dann zwar hochzufrieden, wenn sie die Route geschafft haben, fallen dann jedoch bei der nächsten Klettereinheit aus, da sich z. B. die Rückenschmerzen auf „unerklärliche Weise“ nach dem Klettern verstärkt hätten. Mit den richtigen Interventionen an der Kletterwand – beschrieben im folgenden Fallbeispiel von Frau S. – lernen die Patienten, die Bewegungsqualität wahrzunehmen, sich selber zu regulieren und ihre eigenen (Schmerz-) Grenzen zu beachten. Statt: „Augen zu und durch“, egal wie weh es tut, wird eine adäquate körperliche Betätigung wieder als angenehm empfunden. Der Körper wird vom Feind zum Freund, mit dem es sich lohnt, achtsam und pfleglich umzugehen, und in den man wieder Vertrauen entwickeln kann. An der Kletterwand können eine Vielzahl der eingangs beschriebenen körperlichen Beschwerden ausgelöst werden: Schwindel, Herzrasen, Schmerzen. Durch adäquate Interventionen, als Hilfe zur Selbsthilfe, lernt der Patient, „seine“ körperlichen Reaktionen wieder als realistisch, und in ihrer Ausprägung von ihm selbst beeinflussbar, wahrzunehmen:

BEISPIEL

Frau S., 57 Jahre, Lehrerin, litt seit mindestens 15 Jahren an verschiedensten Schmerzen am Bewegungsapparat, im Magen-Darmbereich und plötzlich auftretendem Herzrasen.. Erst nach einer Odyssee an somatischen Abklärungs- und Behandlungsversuchen wurde die Diagnose einer somatisierten Depression gestellt. Schon früh gab es von ärztlicher Seite die Empfehlung, auch eine eventuelle psychische Verursachung ihrer Symptome ins Kalkül zu ziehen. Dies wurde von Frau S. mit dem Hinweis, was solle da psychisch sein, sie spüre die Schmerzen doch ganz eindeutig im Schulter-Nacken- oder Bauchbereich, kategorisch abgelehnt. Erst nachdem somatische Behandlungsversuche erfolglos blieben, konnte sie sich zur Einnahme eines Anti-Depressivums entschließen, da ihr eine neurobiologische Verursachung ihrer „körperlichen“ Beschwerden noch am plausibelsten erschien. Nach einer ca. sechswöchigen medikamentösen Behandlungszeit nahmen die Schmerzen in Intensität und Häufigkeit deutlich ab. Durch diesen Erfolg konnte mit Frau S. erstmalig über psychische Krankheitsursachen gesprochen werden. Auffällig war ein ausgeprägtes Leistungs- und Vorbildideal (kaum Ausfallzeiten im Schulbetrieb trotz ausgeprägter Beeinträchtigung durch das Schmerzerleben), vergesellschaftet mit einer geringen Selbstbeobachtungsfähigkeit und

-achtsamkeit. Aufgrund der geringen Introspektionsfähigkeit wurden im Wechsel mit den therapeutischen Sitzungen sechs Klettereinheiten durchgeführt. Bereits bei der ersten Einheit fiel auf, dass Frau S. kaum bis zur dritten Expresse steigen konnte, da beklagte sie bereits eine deutliche Zunahme der Schulter-Nackenschmerzen und ein beginnendes Herzrasen. Frau S. war bestürzt, wie wenig „leistungsfähig“ sie sei, sie habe sich so sehr auf das Klettern gefreut. Statt zu Klettern wurden mit Frau S. ca. 20 Minuten eines Tiefenentspannungsverfahrens und danach spielerische Boulderübungen im Boulderraum durchgeführt. Die Schulter-Nackenschmerzen verschwanden fast völlig, der Herzschlag beruhigte sich. Bei einem Cappuccino wurde im Bistro der Klettereinheit (Sitzplatz natürlich etwas abseits gewählt) psycho-physiologische Zusammenhänge zwischen ihrem Schmerzerleben, der Herztätigkeit und ihrem hohen Leistungsideal besprochen. Zu Beginn jeder Klettereinheit wurden dann zuerst das Tiefenentspannungsverfahren und spielerische Aufwärmübungen durchgeführt, bevor es an die Wand ging. Frau S. berichtete: „Mein Körper war wie ein feindliches, unbekanntes Wesen. Egal was ich tat oder nicht tat, jederzeit hatte ich mit einer Schmerzattacke oder einer Zunahme des Grundschmerzes zu rechnen. Nach dem Klettern habe ich mich das erste Mal wieder wohl in meiner Haut gefühlt. Ich weiß jetzt, was ich tun oder auch lassen muss, damit ich mich gut fühle. Auch in der Klasse mache ich jetzt mit den Kindern kleine Entspannungsübungen, das tut denen gut und mir auch!“

5.5 Chronische Schmerzerkrankung / anhaltende somatoforme Schmerzstörung

Chronischer Schmerz nach ICD-10:
Chronischer Schmerz wird in der ICD-10 unter dem Schlüssel R 52.1 kodifiziert und als über sechs Monate anhaltend oder immer wieder auftretend definiert. In den Leitlinien der dt. Gesellschaft für Allgemein- und Familienmedizin wird diese Erkrankung als über drei Monate anhaltende, meist mehrere Körperregionen betreffende, nicht tumor-bedingte Störung beschrieben (Becker et al. 2013).

Im Gegensatz zu den somatoformen Schmerzen (die zu den psychosomatischen Erkrankungen gerechnet werden) gibt es bei der chronischen Schmerzerkrankung eine körperliche Verursachung des Schmerzerlebens, das in seinem Ausprägungsgrad aber weder für die Intensität noch für die Dauer der Schmerzerkrankung als ursächlich angesehen werden kann. Anhaltende Schmerzen, egal ob in erster Linie körperlich oder seelisch bedingt, führen zur einer erhöhten Cortisolausschüttung. Die Messung der Cortsiolkonzentration ist heutzutage durch eine Haaranalyse leicht möglich (Nater et al. 2013). Die anhaltend erhöhte Cortisolausschüttung ist einer der Gründe für Degenerationsprozesse im limbischen System. Wie in keinem anderen Bereich sind bei der Schmerzerkrankung psychische und somatische Prozesse miteinander verknüpft und können sich negativ wie positiv gegenseitig verstärken. D. h. chronische Schmerzen führen u. a. zu einer depressiven Symptomatik, die wiederum das Schmerzerleben steigert. Schmerz, als Ausdruck nicht gelöster seelischer Konflikte, führt zu einer verstärkten Schmerzsensibilität, damit zu einer Verstärkung der Schmerzwahrnehmung und einer schlechten psychischen Grundverfassung. Therapeutische Interventionen, und hier insbesondere das therapeutische Klettern, können – in einem individualisierten Rahmen – zu einer Normalisierung der gestörten Cortisolausschüttung führen. Neuroregenerative Vorgänge im limbischen System werden initiiert. Auf die Ausschüttung verschiedener, die Schmerzschwelle anhebende neuroaktive Substanzen habe ich bereits in Kapitel 2 hingewiesen. Auf psychologischer Ebene erhöht das therapeutische Klettern wie kaum ein anderes bewegungstherapeutisches Verfahren das Selbstwirksamkeitsgefühl des Patienten. Patienten, die sich ihrem immer wiederkehrenden und scheinbar unbeeinflussbaren Schmerzerleben hilflos ausgeliefert fühlten, erfahren eine Wendung zum Positiven. Dies ist der erste Schritt, wieder aktiv Zugriff auf das Schmerzerleben zu bekommen.

5.6 Posttraumatische Belastungsstörung (PTBS)

Diese Erkrankung wird im ICD-10 wie folgt beschrieben:

„Die Betroffenen waren einem kurz oder lang anhaltendem Ereignis oder Geschehen von außergewöhnlicher Bedrohung oder mit katastrophalem Ausmaß, das nahezu bei jedem tiefgreifende Verzweiflung auslösen würde, ausgesetzt." (Dilling et al. 2016, 136) ▶

Die Symptomatik ist gekennzeichnet durch Flashbacks (Nachhallerinnerungen), Intrusionen, sich wiederholende Träume, Vermeidungsverhalten, erhöhte Reizbarkeit, Wutausbrüche, Konzentrationsstörungen, Übererregbarkeit und Schlafstörungen.

In früheren Auflagen der ICD-10 wurden als Beispiele Naturereignisse oder von Menschen verursachte Katastrophen, eine Kampfhandlung, ein schwerer Unfall, Zeuge des gewaltsamen Todes anderer oder selbst Opfer von Folterung, Terrorismus, Vergewaltigung oder anderer Verbrechen zu sein, genannt. Eine PTBS ist eine schwere psychische Erkrankung, die un- oder falsch behandelt in eine chronische und tiefgreifende Persönlichkeitsstörung übergehen kann. Zum Leidwesen der Betroffenen ist die PTBS zu einer „Mainstream-Diagnose" geworden. D. h. schon bei geringen Traumata (Beule an der Stirn, da Patient aus Unachtsamkeit gegen eine Glastür gelaufen war) wird eine PTBS diagnostiziert, es folgen z. T. langjährige, frustrane ambulante oder stationäre Behandlungen. → Komorbiditäten und psychische Vorerkrankungen werden außer Acht gelassen, therapeutisch wird einzig auf die Aufarbeitung des angeblichen Traumas fokussiert. Bei Erfolglosigkeit wird der erkrankte Mensch zu anderen Therapeuten oder in die Klinik abgeschoben. Wie keine andere Erkrankung zeigt sich in der Behandlung der PTBS noch ein ausgeprägter Schulenstreit, d. h. es finden sich Gegner der wichtigen psychopharmakologischen Begleitbehandlung und Verfechter der „reinen" Lehre (egal ob tiefenpsychologisch oder verhaltenstherapeutisch begründet). Trotz anhaltender, schwerer und für den Betroffenen sehr belastender Symptomatik wird diesem oftmals vermittelt: „Wenn Sie ein Psychopharmakon einnehmen, können wir Ihr Trauma nicht aufarbeiten". Dies geht soweit, dass bei Frauen, die unter einer psychischen Symptomatik leiden, leider zu häufig gemutmaßt und ihnen damit suggeriert wird, dass bei Ihnen vielleicht ein sexueller Missbrauch vorliege, den Sie jedoch nicht mehr erinnern. Diese Voreingenommenheit schadet Menschen, die an einer echten PTBS leiden und denen, deren psychische Erkrankung andere Ursachen hat (Lukowski 2015; Dressing / Foerster 2014). Die PTBS kann, wie eine chronische Depression, zu Zellzerstörungen im Hippocampus führen (Kap. 2). Deshalb profitieren die Betroffenen von allen therapeutischen Maßnahmen, die auch auf organischer Ebene nachweisbare Effekte erzielen, z. B. Psychotherapie, EMDR (Eye Movement Desensitization and Reprocessing), Psychopharmakotherapie und Bewegungstherapie. Die Betroffenen leiden zentral unter dem Gefühl, einer äußerst bedrohlichen Situation völlig Hilflos ausgeliefert zu sein. Diese Situation und die immer wiederkehrenden Erinnerungen daran führen zu einer Überaktivierung des Furchtzentrums und stärkeren Engrammierung des

Geschehens. Die Klettertherapie ist hier ein hervorragendes Medium, in einem abgesicherten, jedoch risiko-behafteten Rahmen, Selbstbewusstsein, Selbstwirksamkeitsgefühl und Handlungs- und Situationskontrolle wieder aufzubauen und zu stärken:

BEISPIEL

Frau L., 35 Jahre, seit 15 Jahren als Rettungsassistentin tätig. In dieser Zeit war sie wiederholt an Unfallschauplätzen mit schwer-, mehrfach und tödlich verletzten Menschen tätig. Sie war jedoch immer der Meinung, „robust“ zu sein und das gut wegzustecken. Nach einem Unfall an einem unbeschrankten Bahnüberfall bargen Frau L. und ihr Team ein grauenvoll verstümmeltes Kleinkind aus dem beteiligten PKW, das noch an der Unfallstelle verstarb. Bereits wenige Tage später stellten sich bei ihr massive Ein- und Durchschlafstörungen, Albträume (auch bezüglich früherer Rettungseinsätze), Intrusionen, Gereiztheit, Überempfindlichkeit mit Gefühlsausbrüchen, Attacken von Gefühlen völliger Hilflosigkeit, absoluter innerer Leere und Erschöpfung, im Wechsel mit einer quälenden, unproduktiven Hyperaktivität ein. Die Patientin wurde in einem → Traumazentrum mittels traumazentrierter Psychotherapie und EMDR behandelt. Dies führte zu einer Reduktion der Symptomatik um ca. 30 %. Die schweren Schlafstörungen blieben unbeeinflusst. Im Vordergrund standen weiterhin Hypernervosität, Hilflosigkeit und Erschöpfung. Nach Ansetzen einer geringen Dosis von Mirtazapin (eines schlafanstoßenden und -vertiefenden Anti-Depressivums) verbesserte sich der Schlaf deutlich, die Nervosität, die ständige Gereiztheit und die Überempfindlichkeit nahmen ab. Mit Frau L. wurden die Möglichkeiten einer Klettertherapie besprochen. Als „Bewegungsmensch“, wie sie sich selber bezeichnete, war die Patientin dazu sehr motiviert. Bereits an der Boulderwand fiel aber auf, dass sich Frau L., ein sportlicher Typ, bereits bei einfachen Bewegungsaufgaben ca. eineinhalb Meter über dem Boden verkrampfte und fast bewegungsunfähig wurde. Sie berichtete, schon bei dieser geringen Höhe unter Angstattacken zu leiden, hier die Kontrolle zu verlieren und „abzustürzen“. Daraufhin wurden mit der Patientin nur einfache Querboulder, Tritte nur wenige Zentimeter über den Weichbodenmatten, durchgeführt. An einer fest installierten Toprope-Station konnte sie sich in Seil setzen und ausgiebig schaukeln. Hier war es in der zweiten Klettereinheit möglich, den Abstand zum Boden auf zwei Meter zu erhöhen, ohne dass es zu Angstattacken kam. Gemeinsames Schaukeln (s. Abb. 21) wurde fester Bestandteil jeder Klettereinheit. Im Boulderraum wurden zusätzlich Körperspürübungen nach der → Feldenkrais-Methode durchgeführt. Es zeigte sich, dass die Patientin, die Hallenzeiten eher dazu nutzte, ins therapeutische Gespräch zu kommen, also von diesem „normalen“ Gesprächssetting profitierte. Sie schilderte sich als einen Menschen, der noch nie in seinem Leben ernsthaft krank gewesen sei. Arztbesuche und die Behandlung in den Therapieräumen der Traumazentren seien ihr ein Gräuel, da habe sich alles immer um den letzten Unfall gedreht. Aufgrund ihrer schweren Schlafstörungen habe sie sich auf nichts konzentrieren können. Seit sie wieder besser schlafe, komme sie wieder zum Nachdenken. Durch den letzten schweren Unfall mit dem toten Kind habe sie zum ersten Mal die eigene Verletzlichkeit gespürt. Frustrierende Erlebnisse und belastende Situationen habe sie bisher immer mit Aktivität und einer handlungsorientierten Einstellung kompensiert. Dies sei ihr auf einmal nicht mehr möglich gewesen. Sie habe sich immer stark und „unverwundbar“ gefühlt. Seit dem Unfall denke sie oft an den Tod des eigenen Vaters vor sechs Jahren. Dieser hat an einer → infausten Krebserkrankung gelitten. Es sei alles versucht worden, der Krebs habe sich nicht aufhalten lassen. Sie erinnere jetzt, schon damals für einige Tage an einem Gefühl frustrierender Hilflosigkeit und innere Leere gelitten zu haben. Der Rettungsdienst habe ihr jedoch keine Zeit gelassen (oder sie wollte sich diese nicht nehmen), sich damit wirklich auseinandersetzen. Sie müsse nun ernsthaft darüber nachdenken, ob sie ihren Beruf weiter ausüben wolle. Zusammen mit ihrem Partner gebe es schon lange einen Kinderwunsch, dafür sei aber auch nie Zeit gewesen und sie überlege, eine Umschulungsmaßnahme zu beantragen. Die innere Ruhe, die sie für diese Überlegungen brauchte, konnte sie gut nach den einfachen Boulder-, Schaukel- und Körperspürübungen finden.

Mehr war nicht nötig.

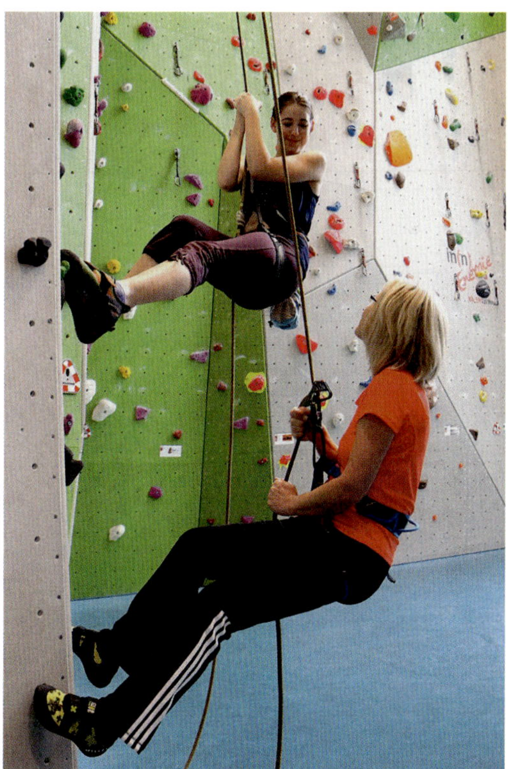

Abb. 21: Gemeinsames Schaukeln hilft bei jeder ausgeprägten psychischen Symptomatik.

5.7 Schizophrenie

Wesentliche Diagnosekriterien nach ICD-10, auszugsweise:

- Gedankenlautwerden, Gedankeneingebung oder -entzug, Gedankenausbreitung.
- Kontroll-, Beeinflussungswahn, Gefühl des Gemachten, deutlich bezogen auf Körper- oder Gliederbewegungen oder bestimmte Gedanken oder Empfindungen, Wahnwahrnehmung.
- Kommentierende oder dialogische Stimmen, die über den Patienten oder sein Verhalten sprechen, oder andere Stimmen, die aus einem Teil des Körpers kommen. ▶

- Anhaltender, kulturell unangemessener oder völlig unrealistischer (bizarrer) Wahn, wie der, eine religiöse oder politische Persönlichkeit zu sein oder übermenschliche Fähigkeiten zu besitzen.
- Anhaltende Halluzinationen jeder Sinnesmodalität.
- Gedankenabreißen oder Einschiebungen in den Gedankenfluss.
- Negative Symptome wie auffällige Apathie, Sprachverarmung, verflachter oder inadäquater Affekt mit sozialem Rückzug.
- Negativismus, → Mutismus und → Stupor.

Diese Erkrankung hat verschiedene Ausprägungen. Häufige Symptome sind ein überwältigendes inneres Erleben, der Verlust des Realitätsbezuges, ein psychotisches Umdeuten und Verarbeiten von Außenreizen und -wahrnehmungen, der Verlust des Körpergefühls, eine soziale Isolierung, ein immenser Vertrauensverlust (eventuell wahnhaft begründet), Ambivalenz bis hin zur Handlungsunfähigkeit, Aufmerksamkeits- und Konzentrationsstörungen sowie eine ausgeprägte emotionale Verflachung. Für diese Patienten steht das Gesamtkonzept „Klettertherapie" im Vordergrund. D.h. allein der positive Aufforderungscharakter der Halle und die Aktivität mit einer Gruppe sind wichtige Bestandteile der Wirksamkeit der Klettertherapie.

TIPP

„Dabei sein ist alles": Schon das Aufhalten in einer Gruppe in der Kletterhalle ist ein erster Schritt aus einer krankheitsbedingten sozialen Isolierung. An der Wand können kleine Aufgaben gegeben werden:

1. Die Patienten lange im Seil schaukeln lassen, um die Klettertherapie prinzipiell mit einem angenehmen Bewegungsgefühl zu verknüpfen.
2. Griffe zählen und nach Farben klettern lassen, um die kognitiven Fähigkeiten anzusprechen.
3. Vor dem Einstieg, den Patienten bitten, sich auf die Wahrnehmung bestimmter Körperregionen zu konzentrieren (Füße, Hände, Schulterbereich, Rücken etc.) und dies nach dem Ablassen abfragen. So kann sich Körperwahrnehmung und Realitätsbezug des Patienten verbessern.
4. Während des Kletterns und bei Ruhepausen (im Seil sitzen) auf eine einfache und klare Kommunikation achten.

BEISPIEL

Herr M., 27 Jahre, ist seit mindestens neun Jahren krank. Anfangs kam es zu eher untypischen psychischen Symptomen (Schlafstörungen mit frühmorgendlichem Erwachen, Konzentrationsstörungen, Merkfähigkeitsstörungen, Freudlosigkeit und sozialem Rückzug). Nur unter großen Schwierigkeiten war es Herrn M. noch möglich, sein Abitur abzuschließen (Note 3,4), obwohl er vorher zu den besten Schülern seiner Klassenstufe gehört hatte. Vom Erstbehandler wurde unter der Diagnose: „Depression" eine tiefenpsychologische Psychotherapie und eine Behandlung mit einem Anti-Depressivum durchgeführt. Darunter verschlechterte sich das Zustandsbild (Ich-Störungen, Halluzinationen, Verwahrlosung) von Herrn M., sodass eine akutstationäre Einweisung und Behandlung erfolgen musste. In der Klinik wurde die Diagnose einer Schizophrenie gestellt, nach der Akutbehandlung erfolgte eine mehrmonatige Reha und die Entlassung in eine therapeutische Wohngruppe. Beim ersten Treffen in der Kletterhalle wartete Herr M. im Eingangsbereich. Es ist ihm nicht möglich, die Halle zu betreten, alles sei ihm „zu viel". Die Cafeteria in der Außenanlage wurde für ein Gespräch genutzt, anschließend zeigte ich Herrn M. durch die große Panoramascheibe die Halle. Beim zweiten Treffen war es dem Patienten möglich, die Halle zu betreten. Ich machte eine Führung durch die beiden Hallenteile, die Außenanlage und die Boulderräume. Einer der Boulderräume war leer, hier besprachen wir uns noch ein wenig, auf einer der großen Weichbodenmatten sitzend. Im Verlauf der dritten und vierten Therapieeinheit (Abstand jeweils eine Woche) boulderte Herr M. ein wenig und legt erstmals den Klettergurt an. Sobald der Aktivitätspegel in Boulderraum oder Kletterhalle zunahm, wirkte er angespannt, wurde einsilbig und wirkte schwer erreichbar. Die Übungseinheiten betrugen maximal 35 Minuten (Boulder- und/oder Kletterzeit). Die Betreuer der Wohngruppe berichteten, dass sich Herr M. nach der Rückkehr von der Klettertherapie den Mitbewohner gegenüber aufgeschlossener zeige, er sei emotional spürbarer, wirke interessierter und gelöster. Außerdem habe sich seine Körperhygiene verbessert, was zu positivem Feedback von Seiten der übrigen Bewohner geführt habe. Diese Effekte würden für ein bis zwei Tage nach dem Klettern anhalten.

5.8 Suchterkrankungen

Wesentliche Diagnosekriterien nach ICD-10, auszugsweise:
- Ein starker Wunsch oder Zwang, psychotrope Substanzen zu konsumieren.
- Verminderte Kontrollfähigkeit bezüglich des Beginns, der Beendigung und der Menge des Konsums.
- Ein körperliches Entzugssyndrom bei Beendigung oder Reduktion des Konsums, nachgewiesen durch die substanzspezifischen Entzugssymptome oder durch die Aufnahme der gleichen oder einer nahen verwandten Substanz, um Entzugssymptome zu mildern oder zu vermeiden.
- Nachweis einer Toleranzentstehung. Um die ursprünglich durch niedrigere Dosen erreichten Wirkungen der psychotropen Substanz hervorzurufen, sind zunehmend höhere Dosen erforderlich.
- Fortschreitende Vernachlässigung anderer Vergnügen oder Interessen zugunsten des Konsums, erhöhter Zeitaufwand, den Suchtstoff zu beschaffen, zu konsumieren und sich von den Folgen zu erholen.
- Anhaltender Konsum trotz des Nachweises eindeutiger somatischer oder psychischer schädlicher Folgen.

Mit suchtkranken Menschen Sporttherapie und insbesondere das therapeutische Klettern durchzuführen, ist ein sehr spannendes Thema. Der therapeutische Umgang mit suchtkranken Patienten stellt sich nicht selten als schwierig heraus. Das sollte niemanden entmutigen, aber es beschreibt die besondere Herausforderung an den Therapeuten, die eine Patientenbehandlung dieser Erkrankungsentität darstellt. Am Beispiel der Alkoholabhängigkeit möchte ich meine provokante These verdeutlichen. Immer noch scheiden sich die Geister, ob eine absolute Abstinenz das Therapieziel sein sollte oder ob auch ein „kontrolliertes Trinken“ möglich ist. Lange Zeit galt eine Abhängigkeitserkrankung als reine Charakterschwäche des Betroffenen, die mit der nötigen Willensanstrengung schon zu überwinden sei. Diese Vorstellung wurzelt in den ersten, religiös motivierten, Abstinenzbewegungen (Heilsarmee, Guttemplerorden), die Ende des 18. Jahrhunderts entstanden waren. Erst seit 1968 gilt nach einem Urteil des Bundessozialgerichts eine Alkoholabhängigkeit als Erkrankung (Lukowski 2006).

In der Therapie von suchtkranken Menschen persönlichkeitsbedingte Faktoren von den grundsätzlichen Krankheitsfaktoren zu unterschieden, ist keine leichte Aufgabe. Es kommt zu oft unerwarteten Rückfällen, die Betroffenen lügen, betrügen, stehlen, werden also z. T. auch delinquent. Das alles macht es schwer, die erforderliche, meist jahrelange Behandlungskontinuität, auch von Seiten des Therapeuten, aufrechtzuerhalten. Realistische Ziele müssen sein, „trockene" oder abstinente Phasen so lange wie möglich auszubauen, mit Rückfällen jederzeit zu rechnen, diese aber dann so kurz und wenig intensiv wie möglich zu halten, den Suchtkranken so gut wie möglich sozial zu reintegrieren oder dessen soziale Bindungen abzusichern. Die Behandlung erfordert ein großes Maß an Geduld, Engagement, Einfühlungsvermögen sowie die Fähigkeit, aus einer empathischen Grundhaltung heraus, klare Ziele und Grenzen zu definieren. Suchtkranke Menschen leiden an einer gestörten Impulskontrolle und meist massiv verringerter Frustrationstoleranz. Eigene sportliche Ziele werden deutlich zu hoch gesteckt. Diese dann zu verfehlen, löst ausgeprägte Wut, Ärger und Frustration aus. Eine Menge negativer Gefühle, die normalerweise durch Substanzmissbrauch, egal welcher Art, befriedigt werden. Suchtpatienten benötigen eine unmittelbare Bedürfnisbefriedigung, dabei ist das Durchhaltevermögen deutlich reduziert. Wird eine Route also nicht sofort bewältigt oder braucht es dazu eine subjektiv zu große Anstrengung, wird der beschriebene Teufelskreis angestoßen. Außerdem neigt der Suchtkranke zu einer externalisierten Schuldzuweisung für Misserfolge. Alle möglichen „üblen" Menschen oder Situationen werden als Grund angeführt, um zu konsumieren.

> **!** In der Klettertherapie gilt auch hier erneut: Der Mensch kann nicht geklettert werden. Der Kletternde ist für sein Agieren und dessen Konsequenz verantwortlich.

Bei Suchtpatienten liegen Größen- und Überlegenheitsphantasie und eine große Selbstunsicherheit nahe zusammen. Sie leben in einer Parallelwelt zum „bürgerlichen" Dasein – insbesondere die Konsumenten illegaler Drogen. Diese Menschen fühlen sich den „normalen" Menschen überlegen. „No risk, no fun" kann die Devise lauten, man versteht sich als „Outlaw", die „Suchtkarriere" wird heroisiert und Kern des Selbstwertgefühls. Gleichzeitig baut sich ein grundsätzliches Misstrauen gegenüber den Mitmenschen auf. Suchtpatienten „checken" ab, werden abgezockt oder zocken ab (egal ob Freund, Freundin, Eltern, Geschwister), wenn es darum geht, an den Suchtstoff heranzukommen. Beim Klettern sind die Patienten dazu angehalten, dem Sicherungspartner zu vertrauen und sich mit ihrer eigenen Leistung, mit selber gesteckten Zielen, ehrlich auseinanderzusetzen. Schaffe ich eine gewählte Route nicht, liegt das an mir. Ich kann niemanden dafür verantwortlich machen. Weder meinen Sicherungspartner, den Hallenboden, die Wandfarbe oder Lichtverhältnisse in der Halle – um das Ganze etwas überspitzt auszudrücken.

TIPP

Der Suchtpatient kann im therapeutischen Klettern angeleitet werden, sich realistische, erreichbare Ziele zu stecken (Route einteilen, eine schwerere Route durchklettern etc.) und bei subjektiven Misserfolgen Pläne zu entwickeln, sich Schritt für Schritt zu verbessern.

Interessanterweise berichten Therapeuten, die mit Suchtpatienten arbeiten, dass nach wenigen Klettereinheiten nicht mehr die Sucht im Mittelpunkt von Feedbackrunden und im Gespräch der Teilnehmer untereinander steht, sondern viele andere, oft ganz einfache Wünsche, Sorgen, Interessen, Ziele, Lebensprobleme wieder in den Vordergrund rücken. Das bedeutet, die Fixierung auf den Suchtstoff, auf das Leben als Süchtiger reduziert sich.

BEISPIEL

Herr A., 42 Jahre, Alkoholiker seit seinem 22. Lebensjahr. Alkohol habe schon immer zum Leben dazugehört. Als Jugendlicher und junger Erwachsener sei oft und viel gefeiert worden. Er habe schon seit jeher ein ordentliches Quantum vertragen und in seinem großen Freundeskreis ein beliebter „Partygänger" gewesen. Alkohol habe in seiner beruflichen Karriere, Bankkaufmann, einen hohen Belohnungswert. Nach einem harten und erfolgreichen Tag in der Bank sei eine gute Flasche Wein das Minimum zum abendlichen Entspannen gewesen. Feucht-fröhliche Geschäftsessen wären ebenfalls Bestandteil seines Erfolges als Banker. Aufgrund zunehmender, alkoholbedingter, beruflicher Fehlzeiten und sinkender Qualität seiner Arbeit sei er in der Bank von seinen Vorgesetzten konfrontiert, aber gleichzeitig in ein betriebliches Suchtprogramm aufgenommen worden. Er habe eine unkomplizierte Entgiftung hinter sich, sei in Einzelpsychotherapie und gehe regelmäßig zu den „Anonymen Alkoholikern". Er sei seit einem Jahr „trocken", leide aber immer wieder unter Unruhezuständen und dem Gefühl, es fehle ihm irgendetwas Wichtiges im Leben. Beim Klettern fällt auf, dass Herr A. sehr angestrengt klettert, schnell in den Dyskomfort-Bereich kommt, die meisten Routen stark schwitzend und erschöpft beendet. Versuche, ihm den Komfort-Bereich „schmackhaft" zu machen, schlagen nicht unbedingt fehl, werden aber von Herrn A. nicht sonderlich geschätzt. Im Gespräch betont er, wie gut es ihm tue, sich anzustrengen, zu schwitzen und „ehrlich erschöpft" wieder am Hallenboden anzukommen. Nach einer Klettereinheit „schön platt“ zu sein, mache ihn unheimlich zufrieden, die nagende Unzufriedenheit sei weg, er fühle sich so angenehm ruhig und ausgeglichen, irgendwie komme er dadurch mit sich ins Reine. Unter der Vorstellung, hier werde par excellence das dopaminerge Belohnungssystem stimuliert (Kap. 2.1.3), biete ich immer wieder „Genusseinheiten“ an, zwei Drittel der Kletterzeit bewegt sich Herr A. jedoch am körperlichen und psychologischen Limit. Nach fünf Therapieeinheiten empfehle ich ihm, sich zu einem Klettergrundkurs anzumelden, und diese Sportart in sein normales Leben zu integrieren.

6 Nützliche Kontakte und Tätigkeitsfelder

„Ich weiß, was ich nicht weiß." (Cicero, 106–43 v. Chr.)

Niemand weiß oder kann alles. Meine therapeutische Arbeit und Erfahrung beruht ca. 70 % auf dem Klettern mit psychisch kranken Erwachsenen und zu ca. 30 % mit Kindern und Jugendlichen im ambulanten Einzel- oder Dreiersetting. Während meiner Ausbildungstätigkeit sind mir viele äußerst engagierte und kompetente Menschen begegnet, die bereits über Erfahrung im therapeutischen Klettern in anderen Bereichen und Settings verfügten oder sich diese angeeignet haben. In den letzten 15 Jahren sind ambulant und stationär viele Angebote zum therapeutischen Klettern entstanden. Ich möchte bewusst eine Auswahl mir persönlich bekannter, kompetenter Ansprechpartner treffen, und keine möglichst vollständige und umfangreiche, aber unpersönliche Auflistung anfertigen.

Klettern für Menschen mit Behinderungen und psychischen Erkrankungen

Für die Arbeit mit Menschen mit geistiger Behinderung ist Stefan Kirner ein hervorragender Ansprechpartner (kontakt@erlebniswerkstatt.bayern). Stefan Kirner ist examinierter Krankenpfleger und Erlebnispädagoge mit der Zusatzausbildung „Klettern in der Behinderten- und Sonderpädagogik" des DAV. Er arbeitet als Betreuer einer Wohngruppe für Menschen mit geistiger Behinderung im St. Paulus-Stift, Neuötting. Dort führt er seit Jahren eine hausinterne, kontinuierliche Klettergruppe und hat für die DAV-Sektion Burghausen bereits 2011 eine Klettergruppe für Menschen mit geistiger Behinderung und psychischen Erkrankungen aufgebaut. Bei den Bewohnern der Wohngruppe handelt es sich um junge Erwachsene mit geistiger Behinderung. Die meisten leiden zusätzlich an psychischen Erkrankungen oder biografiebedingten Vorbelastungen: Bipolare Störung, organisch affektive Störung, ADHS, Borderline-Persönlichkeitsstörung, schizophrene Erkrankungsformen, Milieuschädigung, Misshandlungs- / Missbrauchsopfer.

Weitere Informationen dazu sind auf den Internetseiten von Stefan Kirner (www.erlebniswerkstatt.bayern, 17.05.2017) und des St. Paulus-Stifts, Neuötting (www.j-f-bussereau-stiftung.de/bussereau_stiftung_neuoetting.html, 17.05.2017) zu finden.

Klettertherapie in der Suchtbehandlung

Hier ist Carola Hibler eine kompetente Ansprechpartnerin für alle, die sich mit dem Einsatz der Klettertherapie in der Suchtbehandlung beschäftigen oder beschäftigen wollen (c.hibler@suchtfachambulanz-altoetting.de). Carola Hibler, Sozialpädagogin und Suchttherapeutin (VT), leitete eine ambulante Klettergruppe für substituierte Drogenabhängige und setzt die Klettertherapie nach wie vor in der Einzelfallarbeit ein.

Weitere Informationen sind auf der Internetseite der Suchtfachambulanz Altötting (www.suchtfachambulanz-altoetting.de/startseite/unser-team, 17.05.2017) zu finden.

Klettern in der Psychosomatik

Hildegard Christl, diplomierte Krankenschwester und psychologische Heilpraktikerin, und Maria Kettner, ebenfalls diplomierte Krankenschwester, Tanztherapeutin und Übungsleiterin / Sportklettern (ÖAV), leiten die beiden Klettergruppen für Erwachsene an der Ameos-Klinik, eine psychosomatische Klinik in Simbach am Inn, und betreuen Patienten in der ambulanten Nachsorge. An der gleichen Klinik sind inzwischen zwei weitere Klettergruppen für die Eltern-Kind-Behandlung entstanden. Die Ameos-Klinik ist an der Durchführung wissenschaftlicher Arbeiten zur Klettertherapie sehr interessiert und unterstützt diese durch die Möglichkeit von, auch mehrmonatigen, Praktika oder Hospitationen.

Weitere Informationen sind auf der Internetseite der Ameos-Klinik Simbach am Inn (www.ameos.eu/standorte/ameos-sued/simbach-am-inn/ameos-klinikum-inntal/leistungen/besondere-angebote-und-konzepte/therapeutisches-klettern/, 17.05.2017) zu finden.

Therapeutisches Klettern mit Kindern und Jugendlichen

Wer an Rat und (vielleicht auch unterstützende) Tat bezüglich des Einsatzes des therapeutischen Kletterns speziell bei Kindern und Jugendlichen interessiert ist, möge sich vertrauensvoll an Dipl.-Psych. Florian Heinrich wenden (kontakt@werkraumleben.de). Als Leiter der heilpädagogischen Tagesstätte Laim setzt er therapeutisches Klettern und andere Outdoor-Aktivitäten speziell in der Behandlung hyperkinetischer und Autismus-Spektrum-Störungen ein. Das Behandlungskonzept von Herrn Heinrich fokussiert weniger auf eine vordergründige Verbesserung der Konzentrations- und Schulleistungen, sondern mehr auf eine Verbesserung der Emotionsregulierung, Impulskontrolle und Selbstwertstabilisierung.

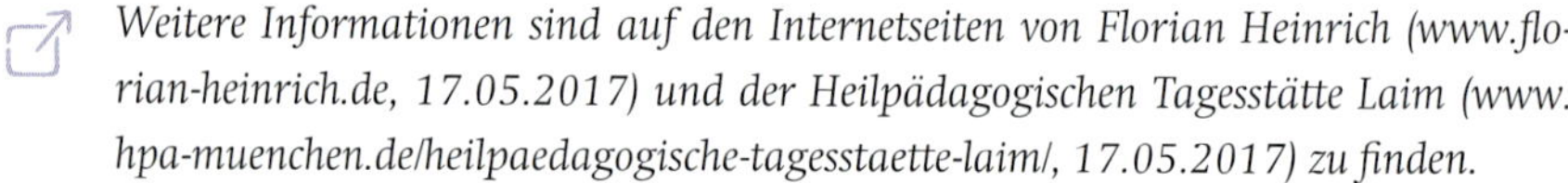

Weitere Informationen sind auf den Internetseiten von Florian Heinrich (www.florian-heinrich.de, 17.05.2017) und der Heilpädagogischen Tagesstätte Laim (www.hpa-muenchen.de/heilpaedagogische-tagesstaette-laim/, 17.05.2017) zu finden.

Ambulante Klettertherapie

Christine Adjano und Daniel Swoboda (info@tagesstaette-muehlheim.de) führen seit Jahren über das Sozialpsychiatrische Zentrum Köln-Mülheim ambulante Klettergruppen mit psychisch kranken Erwachsenen, auch psychotischen Patienten, durch.

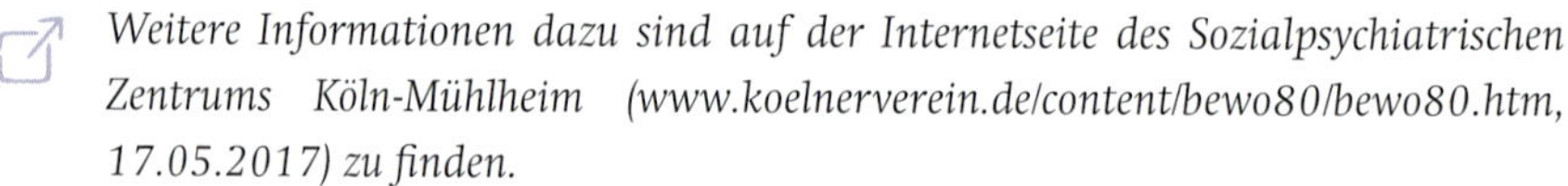

Weitere Informationen dazu sind auf der Internetseite des Sozialpsychiatrischen Zentrums Köln-Mühlheim (www.koelnerverein.de/content/bewo80/bewo80.htm, 17.05.2017) zu finden.

Praktikum im therapeutischen Klettern

Ansprechpartnerin für das therapeutische Kletterangebot der IAK-München (früher Bezirkskrankenhaus Haar) wären die Sporttherapeutinnen Frau Heike Holl (Heike.Holl@kbo.de) und Anja Meinzinger (Anja.Meinzinger@kbo.de), sowie der Tanz-und Bewegungstherapeut Udo Röder (Udo.Roeder@kbo.de).Diese Therapeuten haben eine große Erfahrungen in der Anwendung der Klettertherapie bei verschiedensten psychiatrischen Erkrankungen und können auch bei Fragen zu eventuellen Praktika zur Verfügung stehen.

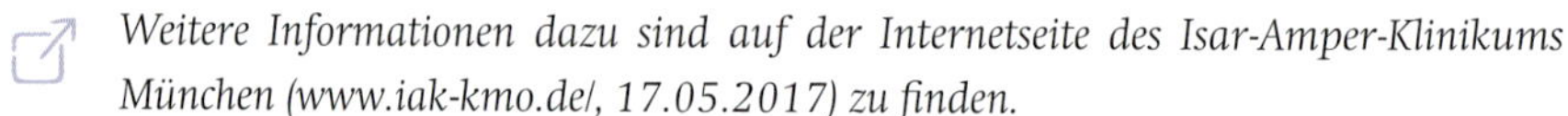

Weitere Informationen dazu sind auf der Internetseite des Isar-Amper-Klinikums München (www.iak-kmo.de/, 17.05.2017) zu finden.

Wissenschaftliches Arbeiten im therapeutischen Klettern

Für wissenschaftlich Interessierte können Frau PD Dr. rer. biol. hum. K. Luttenberger (Katharina.Luttenberger@uk-erlangen.de) von der Universität Erlangen und Frau Dr. rer. nat. Dipl. Psych. Jana Strahler (Jana.Strahler@psychol.uni-giessen.de) von der Universität Giessen als Ansprechpartnerinnen genannt werden. Frau Strahlers Studie wird in Kapitel 2.4 vorgestellt. Frau Luttenberger führt seit 2017 eine Studie zur Wirksamkeit eines strukturierten Bouldermanuals bei depressiven Patienten (im Vergleich zur psychotherapeutischen Gruppentherapie und einem strukturierten Bewegungsprogramm) durch und hat an der Universitätsklinik Erlangen eine therapeutische Klettergruppe initiiert. Das Angebot „Klettern und Stimmung“ an der Psychiatrischen und Psychotherapeutischen Universitätsklinik Erlangen richtet sich an Menschen mit Depression, die neue Wege erkunden möchten, mit ihrer Erkrankung umzugehen. Einmal in der Woche erlernen die Teilnehmer in einer Gruppe von rund 10 Personen das Bouldern und setzen sich dabei mit verschiedensten psychologisch wichtigen Themen auseinander: Wie gehe ich mit meinen Gefühlen um? Wie arbeite ich an meinen Zielen? Kann ich vertrauen, kann ich Hilfe annehmen? Das achtwöchige Programm wurde mit sehr guten Ergebnissen in einer kontrollierten Studie wissenschaftlich untersucht (Kap. 2.4).

Weitere Informationen sind auf den Internetseiten zur Studie (www.studiekus.de, 22.05.2017) und zur Aktion „Klettern und Stimmung“ (www.kletternundstimmung.de, 22.05.2017) zu finden.

Ich selber vermittle und rege wissenschaftliche Arbeiten in Zusammenarbeit mit verschiedenen Universitäten (bis dato TU München und Universität Regensburg) an und führe seit mehreren Jahren Ausbildungskurse durch. Statt theoretische „Trocken- oder Selbsterfahrungskurse“ durchzuführen, ist hier, durch die sehr gute Kooperation mit der Ameos-Klinik und der DAV-Sektion Simbach / Inn, die Möglichkeit gegeben, in supervidierten, kleinen Ausbildungsgruppen (max. 6 Teilnehmer) direkt mit Patienten zu arbeiten

Weitere Informationen sind auf meiner Internetseite unter www.dr-lukowski.com (22.05.2017) zu finden.

Seit 2010 organisiere ich Kletteraktionen für sozial benachteiligte Kinder und Jugendliche (aus Waisenhäusern, Förderschulen etc.) in Zusammenarbeit mit dem DAV München-Oberland. Der Eintritt in die Kletterhalle ist kostenlos, der DAV stellt Ausrüstung und Material zur Verfügung. Die anwesenden Trainer werden durch Spenden bezahlt. Dafür haben wir ein Spendenkonto eingerichtet (mit Spendenquittung durch den DAV). Die Veranstaltung konnte bereits 10 Mal durchgeführt werden. Bei Interesse nehmen Sie über meine Internetseite gerne mit mir Kontakt auf.

7 Vergütungsmöglichkeiten und Versicherung

Bisher gibt es noch keine Möglichkeit, Klettern in der Psychotherapie als eigenständige Therapieform mit gesetzlichen oder privaten Krankenkassen abzurechnen. Um diese Abrechenbarkeit zu erreichen, müssten zuerst mehr Studien zur Wirksamkeit des Verfahrens durchgeführt werden. Beim gemeinsamen Bundesausschuss aus Krankenkassen, deutscher Krankenhausgesellschaften und Ärzte (G-BA) zur Bewertung neuer Therapieverfahren könnte dann ein Zulassungsprozess in Gang gebracht werden. Eine Arbeit von mehreren Jahren, ehrenamtlich. Trotzdem existieren bereits verschiedene Wege, das Klettern in der Psychotherapie angemessen vergütet und für sich selbst als Therapeut Versicherungsschutz zu bekommen:

- Eine Möglichkeit ist, in *Festanstellung an einer psychiatrischen oder psychosomatischen Klinik* zu arbeiten, die das Klettern im Rahmen der Sporttherapie oder anderer Begleittherapien einsetzt. Wie bereits geschrieben, boomt Klettern – und immer mehr Kliniken sind vom Nutzen dieser Therapieform überzeugt oder wollen den Patienten ein attraktives therapeutisches Tool für die stationäre Behandlung anbieten. Über die Klinikhaftpflicht ist der Therapeut dann in der Regel versicherungsrechtlich abgesichert. Auch Sektionen des DAV treten bei der Planung einer Kletterhalle bereits aktiv an umliegende Kliniken heran, um für Kooperationen zu werben und therapeutische Gruppen in die Hallen hineinzubekommen. In den letzten Jahren konnte ich interessierte Kliniken und DAV-Sektionen mit Vorträgen zum Thema bei ihren Vorhaben erfolgreich unterstützen.
- Der DAV hat sich der Inklusion immer stärker angenommen, auch aufgrund der steigenden Nachfrage der Mitglieder zu Kursen und Ausbildungsmöglichkeiten zum Thema. Deshalb bietet der DAV in Zusammenarbeit mit dem Deutschen Behindertensportverband, dem Deutschen Gehörlosen-Sportverband und „Special Olympics Deutschland“ eine Trainerausbildung „Klettern für Menschen mit Behinderung“ an. In drei Lehrgängen werden kletter- und behinderungsspezifische Kompetenzen erworben, die dann in Klettergruppen umgesetzt werden können. Als Vor- und Wegbereiter dieses Konzeptes ist die Bildungsstätte des JDAV in Hindelang/Allgäu zu nennen und zu empfehlen (www.jubi-hindelang.de, 22.05.2017). Inklusion bedeutet

aber nicht mehr nur die klassische Arbeit mit Menschen mit Behinderung, sondern schließt auch die Menschen mit psychiatrischen Erkrankungen ein. Als *Mitglied einer DAV-Sektion* ist es also möglich, z. B. ein Kursangebot zum Klettern in der Psychotherapie intern zu besprechen. Bei Zustimmung der Sektion kann der Kurs in das offizielle Kursangebot der Sektion aufgenommen werden. Dadurch besteht automatisch der entsprechende Versicherungsschutz.

- *Ärztliche oder psychologische Psychotherapeuten* (mit Schwerpunkt Verhaltenstherapie) können Klettereinheiten im Rahmen einer genehmigten Psychotherapie in der Halle durchführen. Eine Verhaltenstherapie verlangt ja per se praktische Expositionsübungen im Therapieverlauf (Angstexposition, schrittweise Desensibilisierung, Angstbewältigung etc.). Versicherungsschutz besteht durch die Berufshaftpflicht des Therapeuten. Dies sollte man sich aber für diesen besonderen Bereich vom Versicherer schriftlich bestätigen lassen.
- Beabsichtig man *freiberuflich* – als Sozialarbeiter, Sonderpädagoge, Fachkrankenpflegekraft, Psychologe, Heilpraktiker / Psychologie o. ä. – das therapeutische Klettern anzubieten, sollte eine entsprechende Haftpflichtversicherung abgeschlossen werden. Die jährliche Beitragshöhe ist von Versicherer zur Versicherer unterschiedlich und rangiert zwischen 80 und 300 Euro im Jahr.

Ganz egal mit welcher therapeutischen Grundausbildung man in welchem Bereich mit dem therapeutischen Klettern tätig werden will, unabdingbar ist eine fundierte Kletterausbildung! Dabei geht es nicht darum, in welchem Schwierigkeitsgrad man persönlich klettert, sondern mit dem Medium Klettern und den aktuellen Sicherungsstandards vertraut zu sein. Mindeststandard ist der Nachweis „Sicher Klettern" des DAV (oder anderer Bergsportorganisationen). Besser ist jede weiterführende Ausbildung, da im Schadenfall das sicherungstechnische Können und die prinzipielle Kletterexpertise des Therapeuten kritisch hinterfragt werden.

Sport auf Rezept:
Für den ambulanten Bereich besteht seit einigen Jahren die Möglichkeit, Rehasport oder Funktionstraining zu verschreiben (Abb. 22).
Laut dem Bundesversorgungsgesetz haben Versicherte einen Anspruch auf *Rehasport*, um bei Wiedergewinnung oder dem Erhalt der physischen Leistungsfähigkeit unterstützt zu werden. Auch Menschen mit Behinderung, oder von Behinderungen bedrohten Menschen, wird diese Hilfe angeboten, um auf Dauer eine Eingliederung in die Gesellschaft zu ermöglichen. Ziel ist hier die Förderung der psychischen Gesundheit und des Selbstwertgefühls.
Funktionstraining (Leistung der gesetzlichen Krankenkassen) ist organorientiert. Es dient dem Erhalt von Funktionen, der Beseitigung oder dem Verringern von Funktionsstörungen sowie dem Hinauszögern von Funktionsverlusten einzelner Organsysteme. Es wird meist für das Muskel-Skelett-system verschrieben.
Wünschenswert und ein echtes Ziel wäre, Sport auf Rezept auch bei psychischen Erkrankungen verschreiben zu können und so die Klettertherapie als ambulante Leistung im Gesundheitswesen zu verankern.

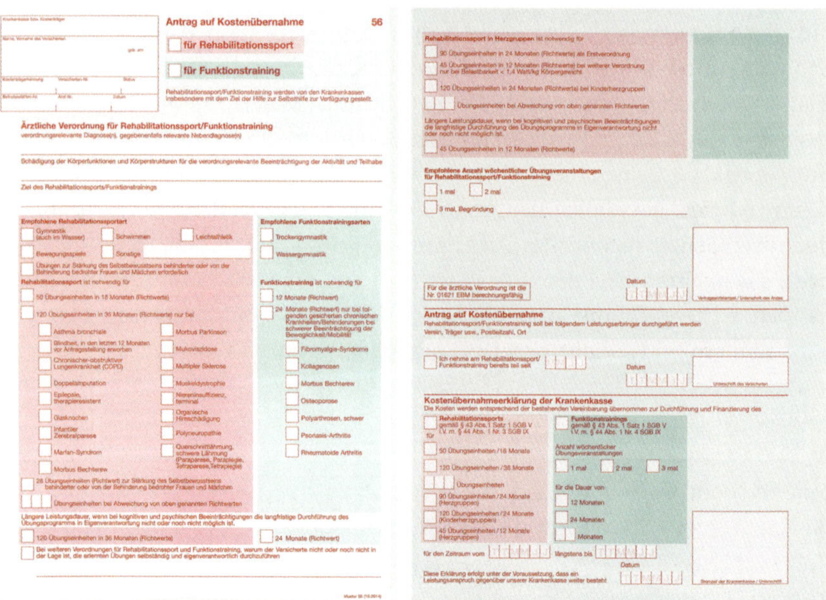

Antrag auf Kostenübernahme 56

☐ für Rehabilitationssport

☐ für Funktionstraining

Rehabilitationssport/Funktionstraining werden von den Krankenkassen insbesondere mit dem Ziel der Hilfe zur Selbsthilfe zur Verfügung gestellt.

Ärztliche Verordnung für Rehabilitationssport/Funktionstraining
verordnungsrelevante Diagnose(n), gegebenenfalls relevante Nebendiagnose(n)

Schädigung der Körperfunktionen und Körperstrukturen für die verordnungsrelevante Beeinträchtigung der Aktivität und Teilhabe

Ziel des Rehabilitationssports/Funktionstrainings

Empfohlene Rehabilitationssportart
☐ Gymnastik (auch im Wasser) ☐ Schwimmen ☐ Leichtathletik
☐ Bewegungsspiele ☐ Sonstige
☐ Übungen zur Stärkung des Selbstbewusstseins behinderter oder von der Behinderung bedrohter Frauen und Mädchen erforderlich

Rehabilitationssport ist notwendig für
☐ 50 Übungseinheiten in 18 Monaten (Richtwerte)
☐ 120 Übungseinheiten in 36 Monaten (Richtwerte) nur bei
☐ Asthma bronchiale ☐ Morbus Parkinson
☐ Blindheit, in den letzten 12 Monaten vor Antragsstellung erworben ☐ Mukoviszidose
☐ Chronischer-obstruktiver Lungenkrankheit (COPD) ☐ Multipler Sklerose
☐ Doppelamputation ☐ Muskeldystrophie
☐ Epilepsie, therapieresistent ☐ Niereninsuffizienz, terminal
☐ Glasknochen ☐ Organische Hirnschädigung
☐ Infantiler Zerebralparese ☐ Polyneuropathie
☐ Marfan-Syndrom ☐ Querschnittlähmung, schwere Lähmung (Paraparese, Paraplegie, Tetraparese, Tetraplegie)
☐ Morbus Bechterew
☐ 28 Übungseinheiten (Richtwert) zur Stärkung des Selbstbewusstseins behinderter oder von der Behinderung bedrohter Frauen und Mädchen
☐☐☐ Übungseinheiten bei Abweichung von oben genannten Richtwerten

Empfohlene Funktionstrainingsarten
☐ Trockengymnastik
☐ Wassergymnastik

Funktionstraining ist notwendig für
☐ 12 Monate (Richtwert)
☐ 24 Monate (Richtwert) nur bei folgenden gesicherten chronischen Krankheiten/Behinderungen bei schwerer Beeinträchtigung der Beweglichkeit/Mobilität
☐ Fibromyalgie-Syndrome
☐ Kollagenosen
☐ Morbus Bechterew
☐ Osteoporose
☐ Polyarthrosen, schwer
☐ Psoriasis-Arthritis
☐ Rheumatoide Arthritis

Längere Leistungsdauer, wenn bei kognitiven und psychischen Beeinträchtigungen die langfristige Durchführung des Übungsprogramms in Eigenverantwortung nicht oder noch nicht möglich ist.
☐ 120 Übungseinheiten in 36 Monaten (Richtwerte) ☐ 24 Monate (Richtwert)
☐ Bei weiteren Verordnungen für Rehabilitationssport und Funktionstraining, warum der Versicherte nicht oder noch nicht in der Lage ist, die erlernten Übungen selbständig und eigenverantwortlich durchzuführen

Rehabilitationssport in Herzgruppen ist notwendig für
☐ 90 Übungseinheiten in 24 Monaten (Richtwerte) als Erstverordnung
☐ 45 Übungseinheiten in 12 Monaten (Richtwerte) bei weiterer Verordnung nur bei Belastbarkeit < 1,4 Watt/kg Körpergewicht
☐ 120 Übungseinheiten in 24 Monaten (Richtwerte) bei Kinderherzgruppen
☐☐☐ Übungseinheiten bei Abweichung von oben genannten Richtwerten
Längere Leistungsdauer, wenn bei kognitiven und psychischen Beeinträchtigungen die langfristige Durchführung des Übungsprogramms in Eigenverantwortung nicht oder noch nicht möglich ist.
☐ 45 Übungseinheiten in 12 Monaten (Richtwerte)

Empfohlene Anzahl wöchentlicher Übungsveranstaltungen für Rehabilitationssport/Funktionstraining
☐ 1 mal ☐ 2 mal
☐ 3 mal, Begründung

Für die ärztliche Verordnung ist die Nr. 01621 EBM berechnungsfähig
Datum

Antrag auf Kostenübernahme
Rehabilitationssport/Funktionstraining soll bei folgendem Leistungserbringer durchgeführt werden
Verein, Träger usw., Postleitzahl, Ort
☐ Ich nehme am Rehabilitationssport/Funktionstraining bereits teil seit
Datum

Kostenübernahmeerklärung der Krankenkasse
Die Kosten werden entsprechend der bestehenden Vereinbarung übernommen zur Durchführung und Finanzierung des
☐ Rehabilitationssports gemäß § 43 Abs. 1 Satz 1 SGB V i.V. m. § 44 Abs. 1 Nr. 3 SGB IX
für
☐ 50 Übungseinheiten / 18 Monate
☐ 120 Übungseinheiten / 36 Monate
☐☐☐ Übungseinheiten
☐ 90 Übungseinheiten / 24 Monate (Herzgruppen)
☐ 120 Übungseinheiten / 24 Monate (Kinderherzgruppen)
☐ 45 Übungseinheiten / 12 Monate (Herzgruppen)
☐ Funktionstrainings gemäß § 43 Abs. 1 Satz 1 SGB V i.V. m. § 44 Abs. 1 Nr. 4 SGB IX
Anzahl wöchentlicher Übungsveranstaltungen
☐ 1 mal ☐ 2 mal ☐ 3 mal
für die Dauer von
☐ 12 Monaten
☐ 24 Monaten
☐☐ Monaten
für den Zeitraum vom längstens bis
Datum
Diese Erklärung erfolgt unter der Voraussetzung, dass ein Leistungsanspruch gegenüber unserer Krankenkasse weiter besteht

Abb. 22: „Sportrezept“ (KBV 2014)

8 Schluss-Appell und Kontraindikationen

Schluss-Appell: Klettern ist eine Risikosportart! Die Sicherheitsforschung des Deutschen Alpenvereins (DAV) zeigt immer wieder, dass zwar selten Unfälle beim Seilklettern geschehen, diese verlaufen aber häufig schwer oder tödlich. Wer einmal als Ersthelfer bei einem Absturz in der Halle dabei war, möchte das kein zweites Mal erleben. Die häufigste Ursache für tödliche Indoor-Kletterunfälle ist das falsche Einbinden (DAV 2016). Deswegen möchte ich die Wichtigkeit des *Partner-Checks* noch einmal unterstreichen. Niemand ist gegen Unachtsamkeit gefeit. Mir selbst ist bereits beinahe ein Unfall passiert. Zu Beginn der vierten Klettereinheit zog ein Patient seinen Gurt an und band sich ein. Ich war durch einen Bekannten in der Halle abgelenkt und blickte nur kurz auf den Anseilknoten, bevor der Patient Top-Rope einstieg. Beim zweiten Antreten, ca. eineinhalb Meter über dem Boden, rutschte er ab, sprang auf den Boden und der Gurt ging auf. Durch straffes Sichern war sofort Zug auf den Gurt gekommen. Der Patient hatte diesen nur mit dem breiten Klettband auf einer Seite verschlossen und sich dann eingebunden. Eine „kleine" Unachtsamkeit, Riesen – Glück gehabt. Es ist klar, was passiert wäre, hätte sich der Patient weiter oben ins Seil gesetzt. Ich war zutiefst erschrocken. Seither bin ich eher übervorsichtig!

Ein zweites sicherheitsrelevantes Kriterium ist das *straffe Sichern*. Ganz besonders in Bodennähe (und das bedeutet – je nach Hakenabständen – bis zur dritten oder fünften Expresse) sollte straff gesichert werden. Auch beim Top-Rope-Klettern besteht sonst eine erhebliche Bodensturzgefahr (überraschendes Abrutschen, großer Gewichtsunterschied, etc.) (Janotte 2016).

Auch beim Bouldern kommt es zu Unfällen, und zwar öfter als man denkt. Die häufigsten Verletzungen sind Verstauchungen der Sprunggelenke durch Umknicken und Brüche an den oberen Extremitäten. Deshalb sollten immer *klare Vorgaben* gegeben werden: Die Höhe, bis zu welcher die Patienten bouldern dürfen, Abklettern statt Abspringen, Absprungübung aus geringer Höhe durchführen. So lernen die Patienten, wie man auf einer Weichbodenmatte landet und der Therapeut sieht, wie sie sich dabei anstellen.

DAV-Aktion: „Sicher Klettern"
Wie bereits in Kapitel 3 geschrieben, ist aus meiner Sicht das Absolvieren der DAV-Scheine „Toprope" und „Vorstieg" die absolute Mindestvoraussetzung, um mit Patienten Klettereinheiten durchzuführen. Natürlich habe ich Verständnis für Therapeuten, die selber seit Jahren klettern, vielleicht von Freunden ordentlich angelernt und in ein Sicherungsgerät eingewiesen wurden, sowie am Fels eine Route mit Schwierigkeitsgrad 7 zum Aufwärmen onsight und absolut entspannt klettern. In der Ausbildung begegnet es mir jedoch immer wieder, dass besonders die „alten Kletter-Hasen" grundlegende Checks (z.B., ob das Seilende abgeknotet ist) vernachlässigen oder mit veraltetem Sicherungsgerät arbeiten (und dann noch den Patienten als Anfänger ins Ur-→ Grigri einweisen wollen). Aus der Sicherheitsforschung verschiedener Risikosportarten (Tauchen, Fallschirmspringen etc.) ist bekannt: Die meisten Unfälle passieren Anfängern und den sehr Routinierten. Den Einen aus Unerfahrenheit und Unkenntnis, den Anderen aus Selbstüberschätzung und daraus resultierender Nachlässigkeit. Mein Appell: Macht die Scheine!

Alle Informationen zur Aktion sind auf der Internetseite des DAV unter www.alpenverein.de/Bergsport/Sicherheit/Aktion-sicher-klettern/(22.05.2017) zu finden.

Kontraindikationen: Jede Therapie setzt eine saubere Diagnostik voraus. Das bedeutet, ich als Klettertherapeut muss wissen, unter welcher psychischen Störung mein Klient leidet, ob diese bei ihm einen phasenhaften, episodischen, chronischen Verlauf nimmt und was eine akute Verschlechterung auslösen könnte. Ist mir der betreffende Patient als Arzt, Psychotherapeut oder Bezugspfleger nicht direkt vertraut und die Krankengschichte nicht bekannt, muss ich mich entsprechend informieren, bevor ich die erste Klettereinheit durchführe. In der Klinik wird im Team entschieden, welcher Patient für welche Therapie geeignet ist. Im ambulanten Setting bin ich alleine für den Patienten verantwortlich und sollte mir dieser Einzelverantwortung bewusst sein.

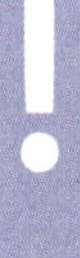

Jedes akute Geschehen, egal ob Angst, Panik, Depression, Suizidalität, Entzugssymptomatik, psychotische Erlben und/oder selbstverletzendes Verhalten ist als Kontraindikation für das therapeutische Klettern anzusehen.

Sollte es im Verlauf einer Klettereinheit zu einer Verschlechterung des Gesundheitszustandes des Patienten kommen, ist diese zu unterbrechen, bis sich der Patient wieder stabilisiert hat. Deshalb ist die fachliche Expertise – die Grundausbildung des Klettertherapeuten – so wichtig, damit dieser eventuelle akute Verschlechterungen im Befinden des Patienten auffangen kann. Sollte sich der Patient nicht stabilisieren (stationäres Setting) ist dieser – immer in Begleitung – wieder zurück auf Station oder in die Klinik zu bringen.

TIPP

Es sollte immer nach folgenden Grundsätzen gehandelt werden:

- Besser ein Check zu viel, als einer zu wenig.
- Lieber beim Team einmal mehr als einmal zu wenig nachfragen und sich mit der Krankengeschichte des Patienten vertraut machen.
- Ehrlich zu sich selbst sein, ob wirklich ein guter Draht zum Patienten besteht.
- Dann steht einer Klettereinheit mit Spaß, Freude und all den beschriebenen Vorteilen für Patienten und Therapeuten (Arbeit darf Spaß machen) nichts mehr im Weg!

Glossar

Achter: Sicherungsgerät in Form einer Acht

ADHS: Aufmerksamkeitsdefizit-Hyperaktivitäts-Syndrom, gekennzeichnet durch leichte Ablenkbarkeit, verminderte Aufmerksamkeits- und Konzentrationsfähigkeit sowie erhöhter Impulsivität.

Adaptationsfähigkeit: Die Fähigkeit, sich selbst z. B. an eine Situation anzupassen, Anpassungsfähigkeit.

Angst- und Panikmonitoring: Patient wird angeleitet, retrospektiv oder prospektiv angstmachende Situationen zu identifizieren und zu analysieren. Daraus können Konsequenzen für die Erarbeitung angstlösender und panikprophylaktischer Verhaltensstrategien gezogen werden.

Anorexie: Willentlich herbeigeführter, ausgeprägter, z.T extremer Gewichtsverlust.

Atrophie: Abbau- oder Schrumpfungsprozess auf körperlicher oder zellulärer Ebene.

Bouldern: Klettern ohne Seilsicherung in Absprunghöhe.

Bulimie: Psychische Störung, gekennzeichnet durch Essattacken, Erbrechen und übertriebener Kontrolle des Körpergewichtes (auch: Ess-Brech-Sucht).

Craving: Suchtverlangen, das kontinuierliche und nahezu unbezwingbare Verlangen eines Suchtkranken, sein Suchtmittel (Alkohol, Tabak, sonstige Drogen) zu konsumieren.

Cortex (cerebri): Die Großhirnrinde – zwei bis drei Millimeter dicke Schicht, den Gehirnwindungen folgend. Bestimmten Areale der Großhirnrinde können spezifische physiologische Funktionen zugeordnet werden (z. B. Motorik, Sensibilität etc.).

Cortisol: Hormon, das als Hauptagens für verschiedene Stoffwechselvorgänge bei Stresszuständen gilt.

Depression: Störung auf der Ebene der Emotion/des Affekts. Gekennzeichnet durch verschiedene Symptome, z. B. gedrückte Stimmung, Antriebslosigkeit, Interessensverlust, verminderte Konzentrations- und Gedächtnisleistungen.

Desensibilisierung: Wichtige Maßnahme in der Verhaltenstherapie. Durch schrittweises Konfrontieren (zuerst imaginär, dann real) mit einer angstbesetzten Situation, wird die Angstreaktion vermindert oder gänzlich gelöscht.

Doppelter Achter: Ein im Doppelseilstrang gebundener Achter-Knoten, der in seinem Knotenbild der Ziffer 8 gleicht.

Emotional-instabile Persönlichkeitsstörung: Persönlichkeitsstörung, gekennzeichnet z. B. durch impulsives Handeln, wechselhafte, instabile Stimmung und gewalttätige Ausbrüche gegen andere Personen, Gegenstände oder sich selbst.

Essstörung: Psychische Störungen, das Essverhalten betreffend.

Feldenkrais-Methode: Ein von Moshé Feldenkrais (1996) begründetes, bewegungsorientiertes Tiefenentspannungsverfahren, schult die physiologische Ausführung von Bewegungen.

„Freezing": Bedeutet einen Zustand maximaler muskulärer und seelischer Anspannung, eine Schreckstarre. Damit werden Bewegungen unmöglich gemacht, der Patient verharrt wie „eingefroren" in einer bestimmten Kletterposition.

Grigri: Halbautomatisches Sicherungsgerät für das Sportklettern zum Sichern mit Einfachseilen.

Gyrus cinguli: Teil des Endhirns, Bestandteil des limbischen Systems (Gyrus = Hirnfurche).

Habituationseffekt: Gewöhnung an ein wiederkehrendes Muster.

Halbwertszeit: Zeit in der 50% einer Substanz durch Stoffwechselvorgänge abgebaut werden.

Halluzination: Sinnestäuschung, Sinneswahrnehmung ohne reales Korrelat. Halluzinationen können von akustischer, optischer, sensibler und olfaktorischer (den Geruchssinn betreffend) Qualität sein.

HMS: Sicherungsmethode, bei der ein Halbmastwurf-Knoten um einen Karabiner geschlungen wird.

Hormone (Neuro-): Signal-/Botenstoffe, die in spezialisierten Zellen oder Organen gebildet werden. Hormone beeinflussen in minimaler Konzentration Organ-, Stoffwechsel- und Gehirnfunktionen (Neurohormone).

Infaust: Krankheit, Diagnose oder Prognose ohne Aussicht auf Heilung, tödlich.

Insulin-Like Growth Factor: Insulin-ähnliche Wachstumsfaktoren.

Kletterkommandos: Die beiden in der Kletterhalle wesentlichen Kommandos sind „Zu“ und „Ab“. Bei „Zu“ zieht der Sichernde das Seil straff ein, bei Sicherungsgeräten mit Blockierfunktion wird diese ausgelöst. Bei „Ab“ wird der Kletterer langsam und kontrolliert abgelassen. Die Kommandos werden so kurz gehalten, um Missverständnissen auf Grund einer lauten Geräuschkulisse und/oder der räumlichen Distanz zwischen Kletterndem und Sicherungspartner vorzubeugen.

Körperdysmorphe Störung: An der Überzeugung leiden, der Körper sei in irgendeiner Weise deformiert.

Kognitive Leistungen: Im Kern sind damit Konzentration, Aufmerksamkeit und Gedächtnis gemeint.

Komorbidität: Gleichzeitiges Auftreten mehrerer Erkrankungen.

Konzept der fluiden Intelligenz: Konstrukt aus der Psychologie (nach R.B. Cattell). Es bedeutet, die Fähigkeiten, logisch zu denken, Probleme zu lösen zu Lernen und Muster zu erkennen. Eng verknüpft mit dem Arbeitsgedächtnis und der Verarbeitungsgeschwindigkeit.

Mammilarkörper: Ursprungsort wichtiger Nervenzellverbände im Zwischenhirn und Bestandteil des limbischen Systems.

Mentale Repräsentation: Bildhafte Wahrnehmung einer vergangenen Situation oder der Erinnerung an Objekte oder Personen vor einem quasi „inneren" Auge.

Mitogene aktivierte Proteinkinase: Beeinflusst Zellwachstum, -differenzierung und -tod.

Mutismus: Minimale sprachliche Äußerungen oder gänzliches Verstummen.

Neuroneogenese: Neubildung von Nervenzellen, ausgelöst durch neurotrope Substanzen, z. B. Nervenwachstumsfaktoren wie BDNF (Brain-Derived Neurotrophic Factor), MGFs (Mitogenic-Growth-Factors) oder auch NGF (Nerve-Growth-Factor).

Neuroprolifertation: Wachstum und Vermehrung von Nervenzellen.

Neuroprotektion: Durch die Gabe von z. B. pharmakologischen Substanzen soll das Absterben von Nervenzellen oder Nervenfasern verhindert werden.

Neurotroph (neurotrop): Auf Nerven einwirkend.

Onsight-Begehung: Eine noch unbekannte Kletterroute auf Anhieb komplett durchsteigen.

Orexin = Hypokretin: Ein Neurohormon, das in Hypothalamus, Ovarien und Hoden gebildet wird. Bewirkt im zentralen Nervensystem den Zustand einer erhöhten Wachsamkeit und Aufmerksamkeit.

Overflow: Reizüberflutung, die es in der Psychotherapie zu vermeiden oder wenigstens zu minimieren gilt.

Parkinson: Auch Morbus Parkinson oder Parkinson-Krankheit genannt, ist eine durch Dopaminmangel ausgelöste neurologische Erkrankung. Die Hauptsymptome sind Tremor (Zittern, z. B. der Hände), Akinese (verminderte bis völlig aufgehobene Bewegungsfähigkeit) und Rigor (Verlust der Flexibilität der Muskulatur). Auf psychischer Ebene können zusätzlich depressive oder wahnhafte Symptome auftreten.

Persönlichkeitsimanent: Durch die Struktur der eigenen Persönlichkeit bedingt.

Physiologisch: Physiologie ist die Lehre von den normalen Funktionsabläufen im Organismus.

Randomisierte Kontrollstudien (RCT = Randomized-Control-Trial): Wissenschaftlicher Goldstandard, d. h. die Teilnehmer werden zufällig in eine echte und eine Schein-Therapiegruppe (Kontrollgruppe) eingeteilt, um Aussagen über die Wirksamkeit eines Medikamentes oder einer anderen Therapieform treffen zu können.

Rezeptoren: (z. B. adrenerg, serotonerg, dopaminerg) – Eiweißmoleküle oder -komplexe als Bestandteil der Zellmembran oder intrazellulär gelegen. Sie binden spezifische Botenstoffe. Dadurch wird die Zellaktivität bis hin zu kompletten Organfunktionen verändert.

Slackline: Straff gespanntes Gurtband, auf dem balanciert werden kann.

Stupor: Fast völlige Bewegungslosigkeit.

Tiefenentspannungsverfahren: Methode, sich autosuggestiv in einen Zustand tiefer Entspannung zu versetzen. Die beiden am besten untersuchten Methoden sind das Autogene Training und die Progressive Muskelentspannung nach Jacobson. Bewegungsorientierte Tiefenentspannungsverfahren wären z. B. Thai Chi oder Qi Gong.

Toprope-Klettern: Das Sicherungsseil ist bereits durch den Umlenker geführt. Der Kletterer kann vom Start weg und über die gesamte Route straff gesichert werden.

Toprope-Station: Das Sicherungsseil ist bereits am Ende der Kletterroute durch den Umlenker (verschließbarer Schraubkarabiner) oder die Umlenker (zwei gegenläufig fixierte Umlenkkarabiner) geführt. Es gibt Toprope-Stationen, an denen das Seil im Ringschluss verbunden ist. Der Kletterer sichert sich hier über zwei gegenläufige Karabiner.

Traumazentrum: Hochspezialisiertes Behandlungsangebot, stationär und/oder ambulant, für eindeutig traumatisierte Patienten.

Vorstieg: Oder Vorstieg-Klettern – der Kletterer muss das Seil bei jeder Zwischensicherung bis zum Umlenker selber einhängen (erhöhtes Sturzrisiko!).

Literatur

Adams, P. (1999): Hausbesuche. Die etwas andere Art, Menschen zu heilen. Heyne-Verlag, München

Aktories, K., Förstermann, U., Hofmann, F., Starke, K. (2013): Allgemeine und spezielle Pharmakologie und Toxikologie. 11. Aufl. Urban & Fischer, München

Alghadir, A., Gabr, S., Al-Eisa, E. (2016): Effects of Physical Activity in Trace Elements and Depression Related Biomarkers in Children and Adolescents. Biological Trace Elementary Research 172 (2), 299 – 306

Babiss, L., Gangwisch, J. (2009): Sports Participation as a Protective Factor against Depression and Suicidal Ideation in Adolescents as Mediated by Self-esteem and Social Support. Journal of Developmental and Behavioural Pediatrics 30, 376 – 84

Barbour, K., Edenfield, T., Blumenthal, J. (2007): Exercise as a Treatment for Depression and Other Psychiatric Disorders. Journal of Cardiopulmonary Rehabilitation and Prevention, 27 (6), 359 – 367

Becker, A., Becker, M., Engeser, P. (2013): Chronischer Schmerz. AWMF-Registernr. 053/036. Klasse S1. Herausgegeben von DEGAM – Deutsche Gesellschaft für Allgemein- und Familienmedizin. In: www.degam.de/files/Inhalte/Leitlinien-Inhalte/Dokumente/S1-Handlungsempfehlung/053-036%20chronischer%20Schmerz/S1-HE_Chronischer%20Schmerz_Langfassung.pdf, 29.05.2017

Bohus, M. (2012): Achtsamkeitsbasierte Psychotherapie. Der Nervenarzt 83, 1479 – 1489

Boriss, K. (2015): Lernen und Bewegung im Kontext der individuellen Förderung. Förderung exekutiver Funktionen in der Sekundarstufe I (Bildung und Sport). Springer VS, Wiesbaden

Boriss, K. (2012): Lernen und Bewegung – Auswirkungen körperlicher Aktivität auf kognitive Fähigkeiten und Konsequenzen für die individuelle Förderung. In Neuber, N., Pfitzner, M. (Hrsg.): Individuelle Förderung im Sport. Pädagogische Grundlagen und didaktisch-methodische Konzepte. Begabungsforschung – Schriftenreihe des ICBF Münster/Nijmegen Bd. 14. Lit-Verlag, Berlin, 123 – 147

Buchholz, M. (2014): Embodiment. Forum der Psychoanalyse 30, 109 – 128

Cohen, E., Eismond-Frey, R., Knight, N., Dunbar, R. (2010): Rowers' High: Behavioural Synchrony is Correlated with Elevated Pain Thresholds. Biology Letters 6 (1), 106 – 108

DAV – Deutscher Alpenverein (2017): Kletteranlagen in Deutschland. Zahlen und Fakten. In: www.alpenverein.de/chameleon/public/6b648f65-9aa7-32c4-b9bb-4f562243b131/Klettern-Fakten-2017_26050.pdf, 01.06.2017

DAV – Deutscher Alpenverein (2016): Bergunfallstatistik 2015: Weniger Tote, mehr Blockierungen. DAV Panorama 6 (16), 8

Di Paola, M., Caltagirone, C., Petrosini, L. (2012): Prolonged Rock Climbing Activity Induces Structural Changes in Cerebellum and Parietal Lobe. Human Brain Mapping 34 (10), 2707 – 2714

Dilling, H., Mombour, W., Schmidt, M.-H., Schulte-Markwort, E. (2016): ICD-10. Internationale Klassifikation psychischer Störungen. ICD-10 Kapitel V (F). Diagnostische Kriterien für Forschung und Praxis. 6. Aufl. Hogrefe, Göttingen

Draper, N., Dickson, T., Fryer, S., Blackwell, G., Winter, D., Scarrott, C., Ellis, G. (2012): Plasma Cortisol Concentrations and Perceived Anxiety in Response to On-Sight Rock Climbing. International Journal of Sports Medicine 22, 13–17

Dressing, H., Foerster, K. (2014): Forensisch-psychiatrische Beurteilung posttraumatischer Belastungsstörungen. Der Nervenarzt 85, 279–289

Feldenkrais, M. (1996): Bewußtheit durch Bewegung. Suhrkamp, Berlin

Gallotta, M., Gallotta G., Monteiro, M., Iasevoli, L., Iazzoni, S., Baldari, C., Giudetti, L. (2015): Psychophysical Benefits of Rock-Climbing Activity. Perceptual & Motor Skills. Exercise & Sport 121 (3), 1–15

Heirene, R.-M., Shearer, D., Roderique-Davies, G., Mellalieu, S.-D. (2016): Addiction in Extreme Sports. An Exploration of Withdrawal States in Rock Climbers. Journal of Behaviour and Addiction 5 (2), 332–341

Heyman, E. Gamelin, F., Goekint, M., Piscitelli, F., Roelands, B., Leclair, E., Di Marzo, V., Meeusen, R. (2012): Intense Exercise Increases Circulating Endocannabinoid and BDNF Levels in Humans – Possible Implications for Reward and Depression. Psychoneuroendocrinology 37, 844–851

Hollmann, W., Strüder, H. (2001): Brain, Psyche, Mind and Muscular Activity. In: Hollmann, W., Kurz, D., Mester, J. (eds.): Current Results on Health and Physical Activity. Series Club of Cologne Vol. 2. Hofmann-Schattauer-Verlag, Stuttgart, 87–113

Immanuel, E. (2015): Förderpotential des erlebnispädagogischen Aktionsfeldes „Klettern" für Kinder und Jugendliche mit gravierenden Lernschwierigkeiten. Masterarbeit, LMU-München, Fakultät für Psychologie und Pädagogik

Janotte, J. (2016): Kletterhallenstudie 2015. Ich hab Dich!? DAV Panorama 68 (4), 56–59

KBV – Kassenärztliche Bundesvereinigung (2014): Antrag auf Kostenübernahme, Muster 56. In: www.kbv.de/media/sp/Muster_56.pdf, 30.05.2017

Kelley, A., Kent, C. (2002): The Neuroscience of Natural Rewards: Relevance to Adictive Drugs. Journal of Neuroschience 22 (9), 3306–3311

Kitabatake, Y., Hikida, T., Watanabe, D., Pastan, I., Nakanishi, S. (2003): Impairment of Reward-related Learning by Cholinergic Cell Ablation in the Striatum. Proceedings of the National Academy of Sciences of the United States of America (PNAS) 100 (13), 7965–7970

Knöchel, C., Knöchel, V., O´Dwyer, L., Pvrulovic, D., Alves, G., Kollmann, B., Hampel, H. (2012): Cognitive and Behavioural Effects of Physical Exercise in Psychiatric Patients. Progress in Neurobiology 96, 46–68

Konrad, C., Losekam, S., Zavorotnyy, M. (2015): Kognitive Störungen bei unipolarer Depression. Der Nervenarzt 86, 99–115

Kübler-Ross, E. (2004): Befreiung aus der Angst. Knaur Taschenbuch, München

Lukowski, Th. (2015): Eine Beule am Hinterkopf macht noch keine PTBS. DNP – Der Neurologe und Psychiater 16 (1), 18–20

Lukowski, Th. (2013): Sport und Psyche. Positive psychische Wirkung und wichtiger Therapiebaustein. CME-Artikel. In: www.dr-lukowski.com/pdf/CME_PsycheSport_Lukowski.pdf, 24.05.2014

Lukowski, Th. (2010): Therapeutisches Klettern. e & l – Erleben und Lernen 3, 19–21

Lukowski, Th. (2006): Behandlungsstrategien. Alkoholkranke in der Nervenarztpraxis. CME-Artikel. In: www.dr-lukowski.com/pdf/dnp0306.pdf, 24.05.2010

Lukowski, Th., Schmitt, J., Reinisch, A., Kern, C. (2014): Therapeutisches Klettern in der Psychotherapie. In: Frank, R., Nixdorf, I., Ehrlenspiel, F., Geipel, A., Mornell, A., Beckmann, J. (Hrsg.): Performing Under Pressure. 46. Jahresstagung der Arbeitsgemeinschaft Sportpsychologie (asp). Schriften der Deutschen Vereinigung für Sportwissenschaften, Band 234. Feldhaus Verlag Edition Cwalina, Hamburg, 186

Luttenberger, K., Stelzer, E.-M., Schopper, M., Kornhuber, J., Bock, S. (2015): Indoor Rock Climbing (Bouldering) as a New Treatment for Depression: Study Design of a Wait-list-controlled Randomized Group Pilot Study and the First Results. BioMedCentral Psychiatry 15, 201

Malchow, B., Reich-Erkelenz, D., Oertel-Knöchel, V., Keller, K., Hasan, A., Schmitt, A., Scheewe, T.-W., Cahn, W., Kahn, R.-S., Falkai, P. (2013): The Effects of Physical Exercise in Schizophrenia and Affective Disorders. European Archives of Psychiatry and Clinical Neuroscience. 263 (6), 451–467

Maaßen, H. (2009): Klettern für die Seele. Münchner Therapeuten entdecken, dass die Bewältigung einer Wand im Kampf gegen psychische Erkrankungen helfen kann. SZ-Artikel vom 24. Oktober 2009. Süddeutsche Zeitung GmbH, München, 57

Mehl, K., Wolf, M. (2008): Erfahrungsorientiertes Lernen in der Psychotherapie. Evaluation psychophysischer Expositionen auf dem Hochseil im Rahmen eines multimethodalen stationären Behandlungskonzeptes. Der Psychotherapeut 53, 35–42

Nater, U., Skoluda, N, Strahler, J. (2013): Biomarkers of Stress in Behavioural Medicine. Current Opinion in Psychiatry 26 (5), 440–445

Nieuwenhuys, R., Voogd, J., van Huijzen, Chr. (Hrsg.) (1991): Das Zentralnervensystem des Menschen. Springer-Verlag, Wien

Niggehof, S. (2003): Klettern als erlebnispädagogisches Medium in der Entwöhnungsbehandlung Drogenabhängiger. Praxis der Psychomotorik 28 (3), 191–195

Oertel-Knöchel, V., Mehler, P., Thiel, C., Steinbrecher, K., Malchow, B., Tesky, V., Ademmer, K., Prvulovic, D., Banzer, W., Zopf, Y., Schmitt, A., Hänsel, F. (2014): Effects of Aerobic Exercise on Cognitive Performance and Individual Psychopathology in Depressive and Schizophrenia Patients. European Archieves of Psychiatry and Clinical Neuroscience 264 (7), 589–604

Ozen, G. (2015): The Effect of Climbing Community Activities as a Leisure on University Students' Social Anxiety. Anthropologist 21 (3), 558–564

Paulik, J. (2016): Auswirkung des therapeutischen Kletterns bei Depression. Masterarbeit. TU-München, Fakultät für Sport- und Gesundheitswissenschaften

Pschyrembel, W. (2014): Klinisches Wörterbuch. 266. Aufl. De Gruyter, München

Reiter, M. (2013): Untersuchung zu Erwartungen und Zielen an das therapeutische Klettern bei Patienten mit Angst- und Zwangsstörungen. Diplomarbeit. TU-München, Fakultät für Sportwissenschaften

Roediger, E., Zarbock, G. (2015): Schematherapie bei Persönlichkeitsstörungen, Der Nervenarzt 86, 60–71

Sattler, C., Erickson, K., Toro, P., Schröder, J. (2011): Physical Fitness as a Protective Factor for Cognitive Impairment in a Prospective Population-Based Study in Germany. Journal of Alzheimer's Disease 26, 709–718

Schneider, S., Guarderia, P. (2011): Bildung braucht Bewegung. Neurophysiologische Zusammenhänge zwischen körperlicher Aktivität und Lernleistung im Schulalltag. Sportunterricht 60 (10), 317–321

Schnitzler, E.-E. (2009): Loslassen, um Weiterzukommen – Praxisbericht: Klettern in der psychosomatischen Medizin. Rehabilitation 48, 51–58

Sherk V. D., Sherk K. A., Kim S., Young K. C., Bemben D. A. (2011): Hormone Responses to a Continuous Bout of Rock Climbing in Men. European Journal of Applied Physiology 111 (4), 687–693

Siqueira, C, Valiengo, L., Carvalho, A., Santos-Silva, P., Missio, G., De Sousa, R., Di Natale, G., Gattaz, W.-F., Moreno, R., Machado-Vieira, R. (2016): Antidepressant Efficacy of Adjunctive Aerobic Activity and Associated Biomarkers in Major Depression: A 4-Week, Randomized, Single-Blind, Controlled Clinical Trial. PLoS One 11 (5), e0154195

Suttner, M. (2015): Klettern als therapeutische Maßnahme. Eine empirische, qualitative Studie über die Wirksamkeit von Klettertherapien bei Patienten mit psychischen Erkrankungen. Masterarbeit. LMU-München, Lehrstuhl für Allgemeine Pädagogik

Stapf, Chr. (2011): Die Auswirkungen eines fünfwöchigen Klettertrainings einer U13-Fußballmannschaft auf Selbstwirksamkeit und Teamkohäsion. Bachelorarbeit. TU München

Statistisches Bundesamt (2014): Gesundheit. Todesursachen in Deutschland. Fachserie 12, Reihe 4. In: www.destatis.de/DE/Publikationen/Thematisch/Gesundheit/Todesursachen/Todesursachen2120400147004.pdf?__blob=publicationFile, 01.06.2017

Wikipedia (2016): Therapeutisches Klettern. In: de.wikipedia.org/wiki/Therapeutisches_Klettern, 01.06.2017

Ziereis, S. (2016): Effekte von Bewegung auf exekutive Funktionen bei Kindern mit ADHS. Der Neurologe und Psychiater 17 (4), 30–33

Ziereis, S. (2014): Motorische Fähigkeiten und exekutive Funktionen bei Kindern mit einer Aufmerksamkeitsdefizit-/Hyperaktivitätsstörung. Dissertation. In: epub.uni-regensburg.de/31326/1/Dissertation_Ziereis.pdf, 24.05.2017

Sachregister

Zielorientierte Ruhe

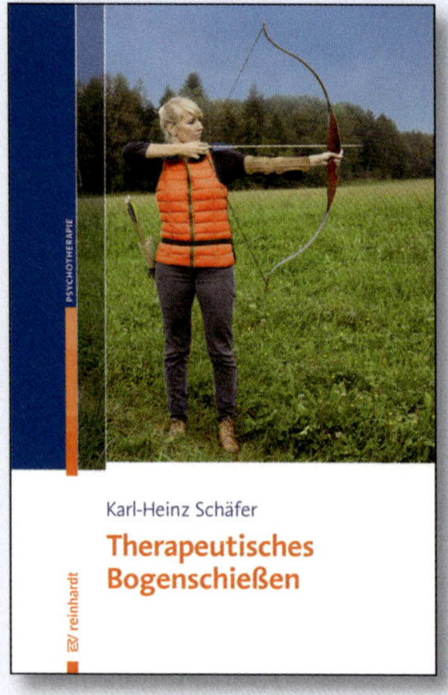

Karl-Heinz Schäfer
Therapeutisches Bogenschießen
2015.
139 Seiten. 30 Abb. 1 Tab.
(978-3-497-02512-1) kt

Wie schaffen wir es, quälende Gedanken und Erinnerungen endlich hinter uns zu lassen? Wie können wir mit uns ins Reine kommen? Wie können wir unseren Gefühlen besser Ausdruck verleihen und uns anderen Menschen öffnen?

Für diese und andere Fragen ist Therapeutisches Bogenschießen ein vielversprechendes Medium der Psycho-therapie. Es bringt uns dazu, innere Ruhe und Stärke zu entwickeln. Wir gewinnen wieder Selbstvertrauen und bewältigen Aufgaben mit ruhiger Kraft und Gelassenheit. Therapeutisches Bogenschießen versteht sich als Teil einer umfassenden Psychotherapie und kann in verschiedene Therapieansätze eingebettet werden. Es nützt das Potenzial therapeutischer Beziehung und Kommunikation, um eingeschliffene kognitive Muster zu verändern.

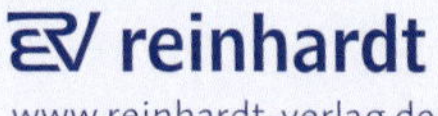

www.reinhardt-verlag.de